DAS CORONAVIRUS HANDBUCH

DAS CORONAVIRUS HANDBUCH

So schützen Sie sich richtig

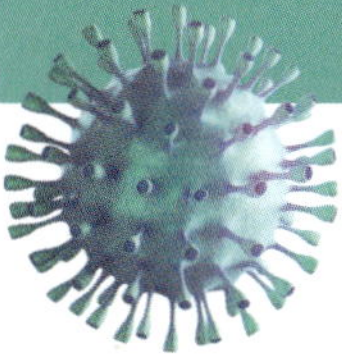

Prof. Dr. Zhou Wang (Hg.)
Vorwort von Prof. Dr. Zhong Nanshan

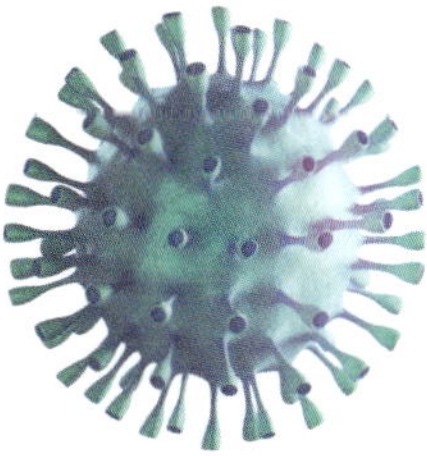

riva

Inhaltsverzeichnis

Vorwort

Die neuartige, zuerst in der chinesischen Stadt Wuhan aufgetretene Coronavirus-Lungenentzündung (COVID-19) hat sich zuerst in China und danach in zahlreichen anderen Ländern, darunter Deutschland, ausgebreitet. Die bestätigten Fälle von COVID-19 haben so stark zugenommen, dass die Zahlen der SARS-Pandemie des Jahres 2003 längst übertroffen wurden, und leider scheint auch die Sterblichkeitsrate durchaus besorgniserregend. Nachdem die Weltgesundheitsorganisation (WHO) festgestellt hatte, dass das Virus von Mensch zu Mensch übertragen werden kann, wurde am 31. Januar 2020 der internationale Gesundheitsnotstand ausgerufen. Diese nüchternen Fakten genügen, um eine Idee von der Schwere und Komplexität des Ausbruchs zu bekommen.

Solange noch keine spezifische Behandlung für diese Krankheit zur Verfügung steht, sind Präventivmaßnahmen von allergrößter Bedeutung. Hierzu gehören die Kontrolle der Infektionsquelle, das möglichst frühzeitige Erkennen der Erkrankung, die Eindämmung der Übertragung und der besondere Schutz von Risikogruppen. Medizinische Einrichtungen und deren Mitarbeiter sind zwar wichtige Akteure im Kampf gegen die Krankheit, aber um eine solche Pandemie rasch unter Kontrolle zu bekommen, sind die Beteiligung der Bevölkerung und das Wissen jedes Einzelnen von allergrößter Bedeutung.

Dieses illustrierte Handbuch fasst die relevanten wissenschaftlichen Erkenntnisse zum Umgang mit dem neuartigen Coronavirus zusammen. Es soll ein besseres Verständnis für die Übertragungsrisiken schaffen, über Früherkennung, Verlauf und Behandlung der Krankheit aufklären sowie Tipps für persönliche Schutzmaßnahmen für Zuhause, in der Öffentlichkeit und am Arbeitsplatz geben und so einen Beitrag zur Eindämmung der COVID-19-Pandemie leisten.

Zhong Nanshan

Einleitung

Im Dezember 2019 traten in Wuhan innerhalb kürzester Zeit mehrere Fälle von Lungenentzündung (Pneumonie) mit unbekannter Ursache auf, die hauptsächlich mit Symptomen wie Fieber, Müdigkeit, Husten und Atembeschwerden einhergingen. Der Erreger der Krankheit wurde schnell ausfindig gemacht und als ein neuartiges Coronavirus identifiziert. Die Weltgesundheitsorganisation nannte das Virus 2019-nCoV; später erhielt es vom Internationalen Komitee für die Taxonomie von Viren den nun gültigen Namen SARS-CoV-2. Die durch die Virusinfektion verursachte Lungenentzündung wurde von der WHO als „neuartige Coronavirus-Pneumonie" *(Coronavirus Disease 2019, COVID-19)* bezeichnet.

Dieses Handbuch hat sich zum Ziel gesetzt, über die Krankheit aufzuklären, alle Informationen bereitzustellen, die dabei helfen, die Übertragungsrisiken zu verringern. Der Ratgeber besteht aus sechs Teilen:

1. Überblick über Coronaviren
2. Die Übertragung von SARS-CoV-2
3. Erkennung, Diagnose und Behandlung von COVID-19
4. Persönliche Vorsichtsmaßnahmen

5. Vorsichtsmaßnahmen an öffentlichen Orten
6. Basiswissen zu ansteckenden Krankheiten

Mit zahlreichen Illustrationen und in auch für Nichtmediziner verständlicher Sprache werden in diesem Ratgeber die 92 wichtigsten Fragen beantwortet, die zum neuartigen Coronavirus SARS-CoV-2 und der von ihm ausgelösten Lungenentzündung COVID-19 aufkommen können. Bei der Erstellung dieses Handbuchs haben wir uns auf die einschlägige bereits veröffentlichte Fachliteratur und aktuelle medizinische Berichte bezogen. Zur besseren Lesbarkeit haben die Autoren auf direkte Zitate aus diesen Publikationen verzichtet.

Das Herausgebergremium

I. Überblick über Coronaviren

1. Welche Viren verursachen Atemwegsinfektionen?

Alle Viren, die in die oberste Zellschicht (Epithelzellen) der Atemwege eindringen und sich dort vermehren können, können zu Atemwegsbeschwerden und in manchen Fällen im weiteren Verlauf auch zu den ganzen Körper betreffenden (systemischen) Symptomen führen.

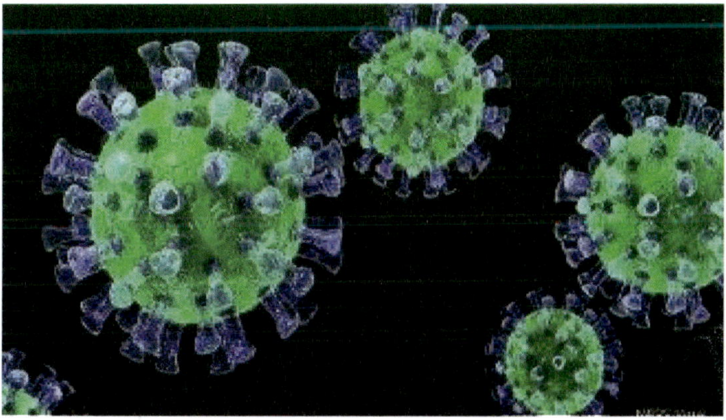

2. Welche Viren verursachen üblicherweise Atemwegsinfektionen?

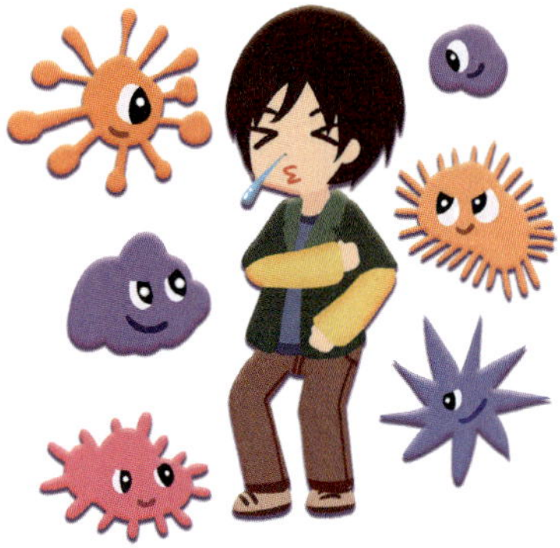

Viren aus der Familie der Orthomyxoviridae (Influenzaviren), der Familie der Paramyxoviridae (Paramyxoviren, respiratorisches Synzytialvirus [RSV], Masernvirus, Mumpsvirus und humanes Metapneumovirus), der Familie der Togaviridae (Rötelnvirus), der Familie der Picornaviridae (Rhinovirus) und der Familie der Coronaviridae (SARS, Coronavirus) sind die häufigsten Viren, die sich auf die Atemwege auswirken. Darüber hinaus können auch noch das Adenovirus, Reovirus, Coxsackie-Virus, Echovirus, Herpesvirus sowie einige weitere Viren infektiöse Atemwegserkrankungen verursachen. Viren (oder allgemein infektiöse Erreger), die vor allem die Atemwege befallen, nennt man auch respiratorische Viren bzw. Erreger.

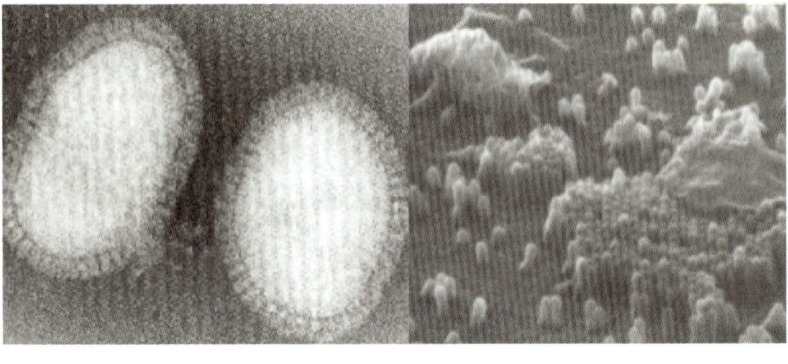

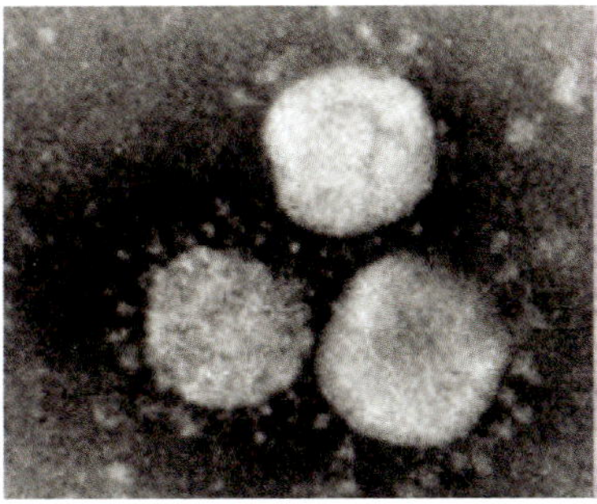

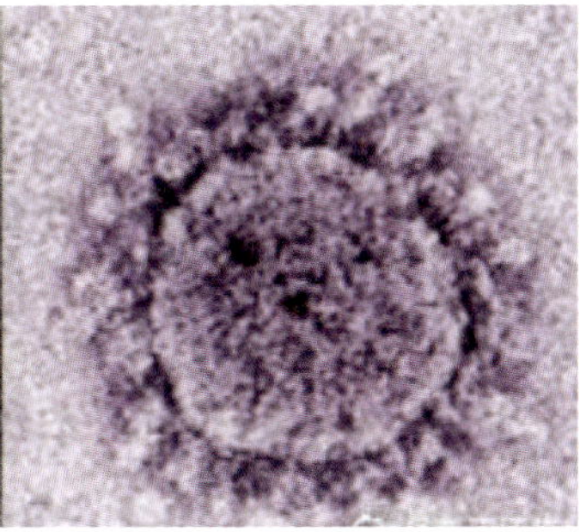

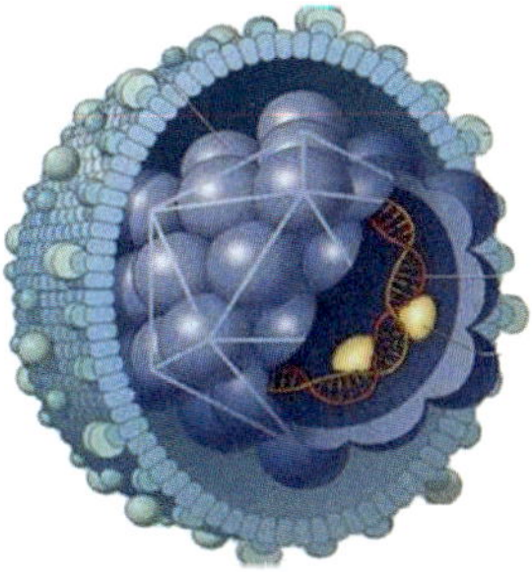

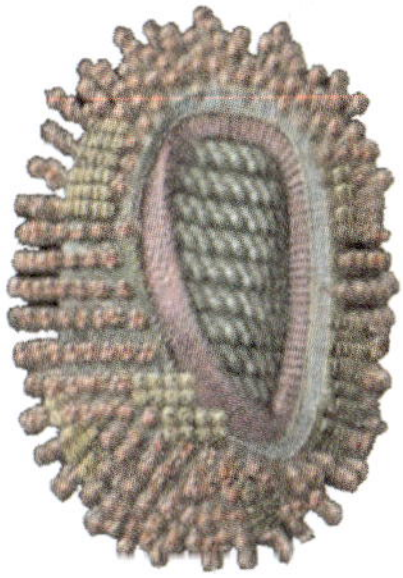

3. Was sind Coronaviren?

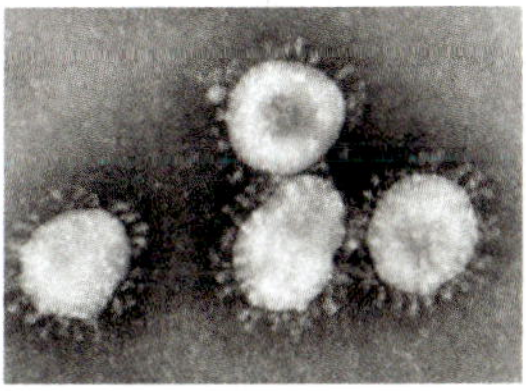

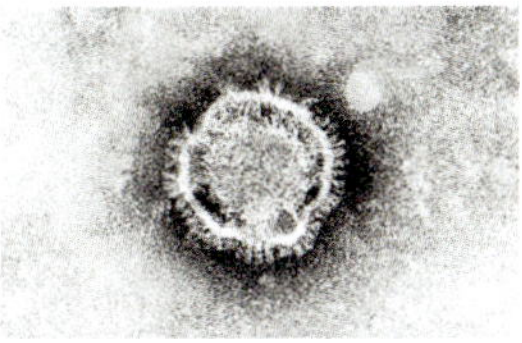

Coronaviren werden wissenschaftlich als unsegmentierte einzelsträngige RNA-Viren mit positiver Polarität bezeichnet. Sie gehören zur Ordnung Nidovirales, zur Familie der Coronaviridae und zur Unterfamilie Orthocoronavirinae, welche wiederum entsprechend ihren typischen Merkmalen in die Gattungen α, β, γ und δ unterteilt ist. Coronaviren gehören zur Gattung Coronavirus der Familie

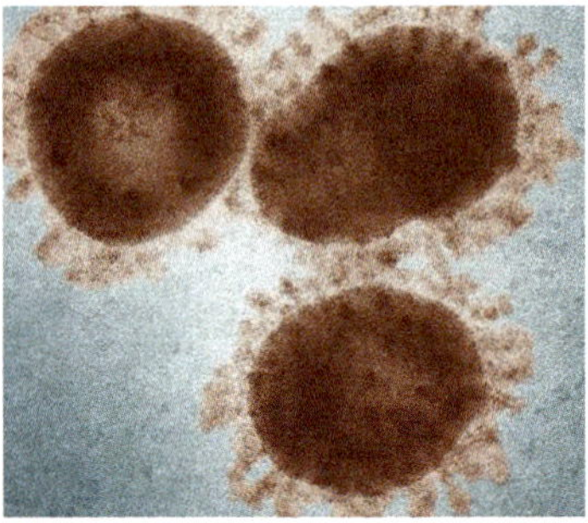

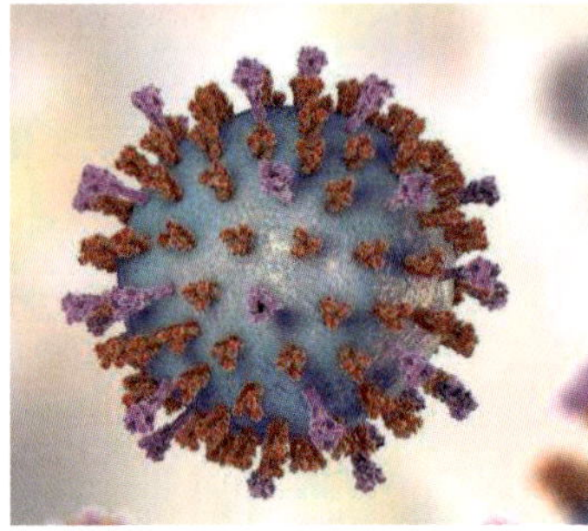

Coronaviridae. Sie sind nach den kranzförmigen Ausstülpungen benannt, von denen das Virus umgeben ist (Corona = Krone/ Strahlenkranz).

4. Welche Form und Struktur haben Coronaviren?

Coronaviren sind von einer Art Hülle umgeben, und ihre Viruspartikel (Virionen) sind rund oder oval, oft vielgestaltig (polymorph) und haben einen Durchmesser von 50 bis 200 nm. Das neuartige Coronavirus hat einen Durchmesser von 60 bis 140 nm. Das sogenannte Spike-Protein befindet sich auf der

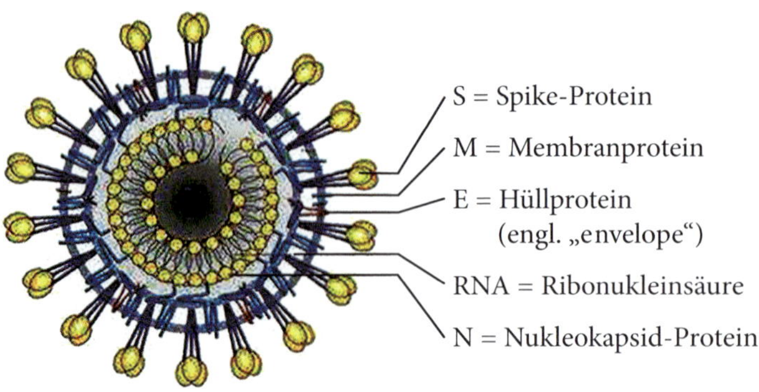

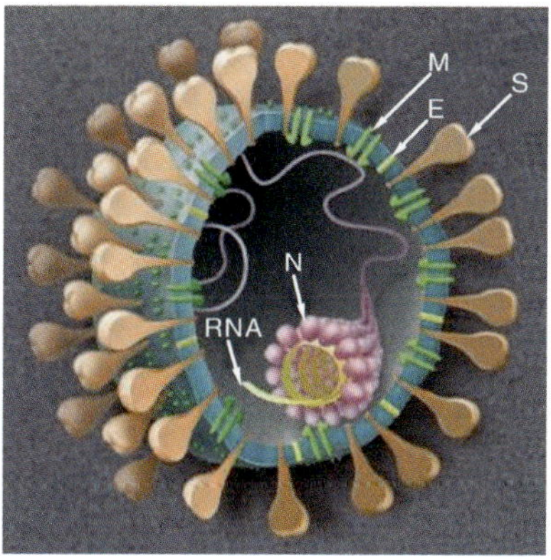

Oberfläche des Virus und bildet eine längliche Struktur. Es handelt sich hierbei um eines der wichtigsten antigenen Proteine des Virus (antigene Strukturen sind sozusagen die Marker von Viren, die unser Immunsystem sehr schnell erkennt). Anhand des Spike-Proteins lässt sich das Virus auch im Labor schnell identifizieren. Das sogenannte Nukleokapsid-Protein ummantelt das virale Genom (das Erbgut) und kann für die Diagnostik verwendet werden.

5. Wie werden Coronaviren klassifiziert?

Die meisten Coronaviren infizieren Tiere. Bisher sind drei Arten von Coronaviren auch beim Menschen isoliert worden: die menschlichen Coronaviren 229E, OC43 und das SARS-Coronavirus (SARS-CoV). Bisher war von 6 Arten von Coronaviren bekannt, dass sie Menschen infizieren können: 229E und NL63 (Alphacoronaviren), OC43 (Betacoronaviren), HKU1, MERS-CoV *(Middle East Respiratory Syndrome Coronavirus)* und SARS-CoV *(Severe Acute Respiratory Syndrome Coronavirus)*.

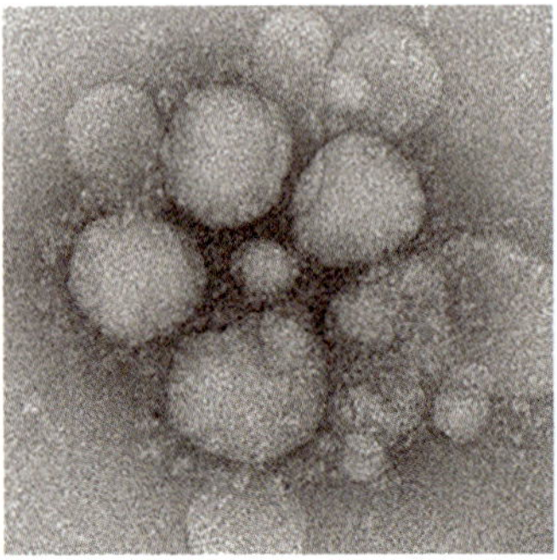

MERS

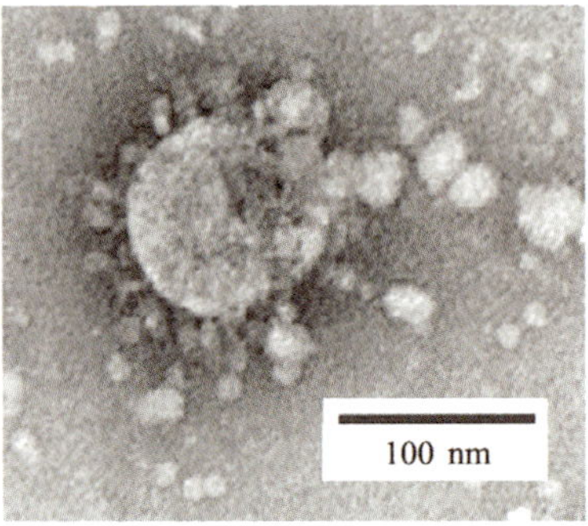

SARS

Vor Kurzem wurde nun ein neuartiges Coronavirus aus dem Schleim in der Lunge von Patienten in Wuhan isoliert, die aufgrund unbekannter Ursachen an einer Lungenentzündung erkrankt waren. Die Weltgesundheitsorganisation (WHO) gab dem Erreger zunächst den Namen „2019-nCoV", und das Internationale Komitee für die Taxonomie von Viren benannte es „SARS-CoV-2". Letzterer ist nun der allgemein übliche Begriff für dieses Virus. Es konnte bestätigt werden, dass dieses Virus Menschen infizieren kann und eine Übertragung von Mensch zu Mensch möglich ist.

Dieses neuartige Coronavirus ist hinsichtlich seines Erbguts sechs bereits zuvor entdeckten Coronaviren sehr ähnlich. Die Analyse des Erbguts dieser Viren ergab, dass das neue Virus viele Ähnlichkeiten mit SARS-CoV aufweist. Das neuartige Coronavirus wird nun als Betacoronavirus klassifiziert.

6. Welche Wildtiere sind Träger von Coronaviren?

Viele Wildtiere sind Träger von Krankheitserregern und können potenziell zu sogenannten Übertragungsvektoren (Überträgern

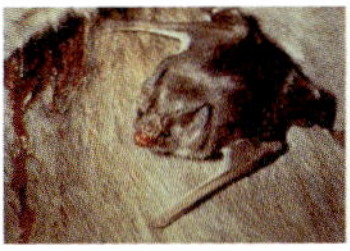 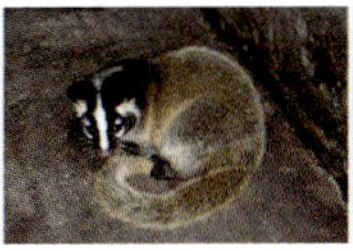 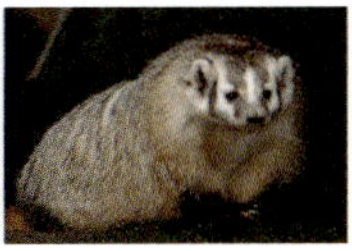 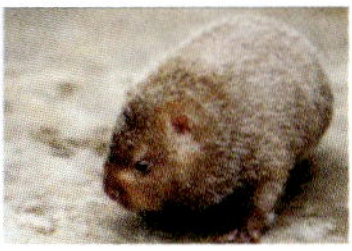

von Krankheitserregern) bestimmter ansteckender Krankheiten werden. Fledermäuse, Zibetkatzen, Dachse und Bambusratten oder wilde Kamele sind zum Beispiel bekannte Wirte für Coronaviren.

Der Ausbruch der neuartigen Coronavirus-Lungenentzündung mit Ursprung in Wuhan hat viele Gemeinsamkeiten mit dem SARS-Ausbruch in Guangdong im Jahr 2003: Beide brachen im Winter aus, und die ersten Fälle wurden auf den Kontakt mit lebenden Tieren oder frischen Produkten tierischen Ursprungs auf einem Großmarkt zurückgeführt. Zudem wurden beide durch ein bis dahin unbekanntes Coronavirus verursacht.

Das Erbgut des neuartigen Coronavirus ähnelt einem bei Fledermäusen vorkommenden Coronavirus; es sind Gemeinsamkeiten von bis zu 85 % oder mehr nachzuweisen. Daher wird angenommen, dass Fledermäuse die natürlichen Wirte des neuartigen Coronavirus sind. Genau wie das SARS-Coronavirus, das den Ausbruch im Jahr 2003 verursachte, sind auch beim neuartigen Coronavirus wahrscheinlich Zwischenwirte auf dem Weg des Virus von der Fledermaus bis zum Menschen vorhanden, die uns noch unbekannt sind.

Aus diesem Grund raten Gesundheitsbehörden dazu, in Asien auf keinen Fall nichtkontrollierte Wildtiere oder ungekochte Lebensmittel sowie Fleisch von Straßenständen zu verzehren.

7. Wie werden Coronaviren von Tieren auf Menschen übertragen?

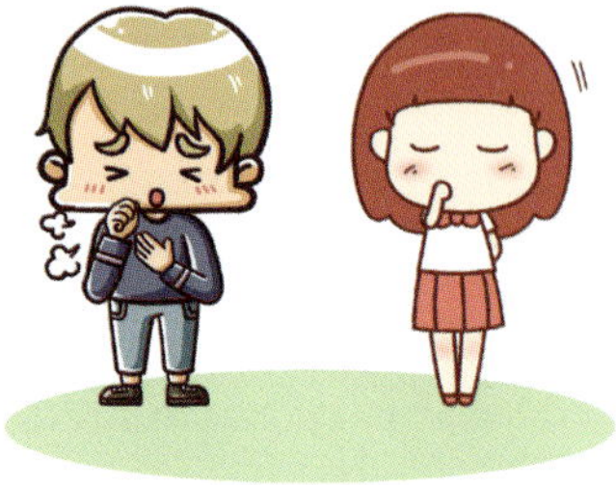

Viele Coronaviren, die Menschen infizieren können, treten wahrscheinlich bei Fledermäusen auf, die für Coronaviren einen natürlichen Wirt darstellen. Fledermäuse sind wahrscheinlich der ursprüngliche Wirt des neuartigen Coronavirus. Die Übertragung von Fledermäusen auf den Menschen kam nach einer Mutation (also einer Genveränderung im Virus) über einen Zwischenwirt zustande. Die Erbgutanalyse des Virus zeigte eine mehr als 85%ige Übereinstimmung zwischen dem neuartigen Coronavirus und einem bei Fledermäusen vorkommenden Coronavirus. Es gibt jedoch noch mehrere andere mögliche Zwischenwirte zwischen Fledermäusen und Menschen, die noch nicht bestätigt werden konnten.

Die Übertragung von Tieren auf den Menschen und von Mensch zu Mensch entsteht hauptsächlich auf zwei Wegen: dem direkten Kontakt und der Tröpfcheninfektion. Von den derzeit bekannten Coronaviren können HKU1, SARS-CoV, MERS-CoV und SARS-CoV-2 eine Lungenentzündung (Pneumonie) beim Menschen hervorrufen.

8. Wie widerstandsfähig sind Coronaviren in verschiedenen Umgebungen?

Viele Viren können mehrere Stunden auf glatten Oberflächen überleben. Wenn Temperatur und Feuchtigkeit es zulassen, sterben sie sogar erst nach einigen Tagen ab. Das neuartige Coronavirus ist empfindlich gegenüber ultravioletten Strahlen und Hitze. Anhaltende Wärme von 56 °C für 30 Minuten, Äther, 75%iger Alkohol, chlorhaltige Desinfektionsmittel, Peressigsäure, Chloroform und einige andere Flüssigkeiten töten das Virus effektiv ab. Chlorhexidin (auch als Chlorhexidingluconat bekannt) reicht ebenfalls zur Inaktivierung des Virus aus.

Die Überlebenszeit des neuartigen Coronavirus SARS-CoV-2 bei verschiedenen Umgebungstemperaturen ist in der folgenden Tabelle dargestellt:

Umgebung	Umgebungstemperatur	Überlebenszeit
Luft	10 bis ca. 15 °C	4 Stunden
	25 °C	2 ~ 3 Minuten
Tröpfchen	<25 °C	24 Stunden
Nasensekret	56 °C	30 Minuten
Flüssigkeit	75 °C	15 Minuten
Hände	20 bis ca. 30 °C	<5 Minuten
Nichtgewebter Stoff	10 bis ca. 15 °C	<8 Stunden
Holz	10 bis ca. 15 °C	48 Stunden
Rostfreier Stahl	10 bis ca. 15 °C	24 Stunden
75%iger Alkohol	Jede Temperatur	<5 Minuten
Bleiche	Jede Temperatur	<5 Minuten

9. Wie hoch ist die Ansteckungsgefahr, und wie gefährlich ist SARS-CoV-2?

Gewöhnliche Coronaviren infizieren hauptsächlich Erwachsene oder ältere Kinder und verursachen allgemein bekannte Erkältungen und Halsschmerzen. Einige Stämme können Durchfall bei Erwachsenen verursachen. Das Virus wird hauptsächlich durch Tröpfcheninfektion übertragen und kann auch über den fäkal-oralen Weg (von Verunreinigungen mit Stuhl über den Mund) verbreitet werden. Zu Infektionen kommt es hauptsächlich im Winter und Frühjahr. Die Inkubationszeit, also die Zeit von der Ansteckung bis zum Auftreten der ersten Symptome, beträgt bei Coronaviren in der Regel 3 bis 7 Tage.

Bei dem neuartigen Coronavirus handelt es sich um ein Virus, das eine genetische Veränderung (Mutation) durchlaufen hat. Die Inkubationszeit beträgt mindestens einen Tag und üblicherweise nicht länger als 14 Tage. Zu beachten ist jedoch, dass einige wenige Fälle gemeldet wurden, in denen Patienten erst 24 Tage nach der Ansteckung tatsächlich erkrankten.

Um zu beurteilen, wie gefährlich ein Virus ist, werden sowohl die Ansteckungsgefahr als auch die Sterblichkeit (Letalität oder Mortalität) berücksichtigt. Das neue Coronavirus ist überaus ansteckend und die Erkrankung kann tödlich verlaufen; wie hoch die Sterblichkeit aber ist, lässt sich bisher nicht ganz genau sagen.

10. Können Menschen eine Immunität gegen SARS-CoV-2 entwickeln?

Eine Immunität besteht dann, wenn der Körper nach einer Infektion schützende Antikörper z. B. gegen ein bestimmtes Virus produziert. Wissenschaftliche Daten darüber, in welchem Ausmaß

Patienten nach einer Infektion mit dem neuartigen Coronavirus schützende Antikörper bilden und wie lange diese wirksam bleiben, sind nach wie vor spärlich gesät. Im Allgemeinen werden solche Immunantikörper (sogenannte Immunglobuline vom Typ G, IgG) etwa zwei Wochen nach einer Infektion im Körper produziert und können einige Wochen oder sogar mehrere Jahre bestehen bleiben. So wird eine erneute Infektion mit demselben Virus zu einem späteren Zeitpunkt meist verhindert. Derzeit versuchen Wissenschaftler herauszufinden, ob kürzlich von COVID-19 genesene Personen schützende Antikörper in ihrem Blut haben (also immun gegenüber einer zweiten Infektion sind).

11. Was ist das Schwere Akute Respiratorische Syndrom (SARS)?

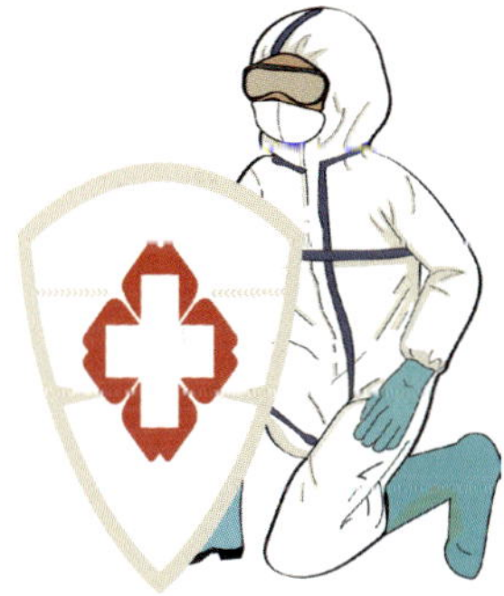

Bei dem Schweren Akuten Respiratorischen Syndrom *(Severe Acute Respiratory Syndrome Coronavirus, SARS)* handelt es sich um eine durch das SARS-Virus verursachte Erkrankung. Die Hauptsymptome von SARS umfassen Fieber, Husten, Kopf- und Muskelschmerzen sowie weitere Beschwerden einer Atemwegsinfektion. Die meisten SARS-Patienten erholen sich mit oder auch ohne medizinische Behandlung. Die Sterblichkeitsrate liegt bei etwa 10 %, wobei Patienten im Alter von über 40 Jahren oder Personen mit Vorerkrankungen (wie koronarer Herzkrankheit, Diabetes, Asthma und chronischen Lungenerkrankungen) am stärksten gefährdet sind, an der Infektion zu sterben.

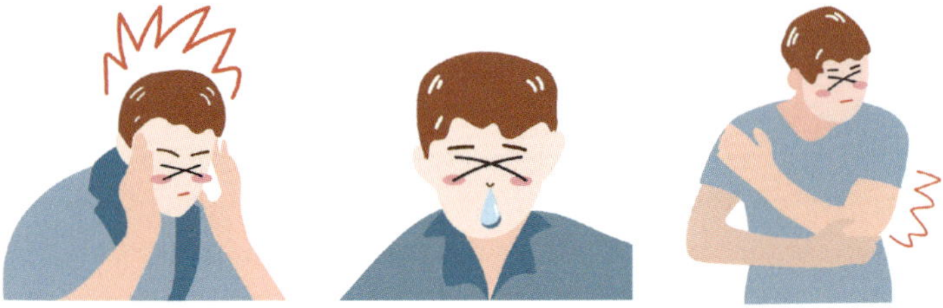

12. Was ist das *Middle East Respiratory Syndrome (MERS)*?

Beim *Middle East Respiratory Syndrome (MERS)*, also einer zuerst im Mittleren Osten beobachteten Atemwegsinfektion, handelt es sich um ein Atemwegssyndrom, das durch das sogenannte MERS-CoV hervorgerufen wird. Es wurde erstmals in einigen Nahostländern gemeldet, darunter Saudi-Arabien und die Vereinigten Arabischen Emirate. Personen, die sich mit MERS-CoV angesteckt haben, können ein akutes Atemnotsyndrom *(Acute Respiratory Distress Syndrome, ARDS)* entwickeln, wobei die häufigsten Symptome Folgendes umfassen: Fie-

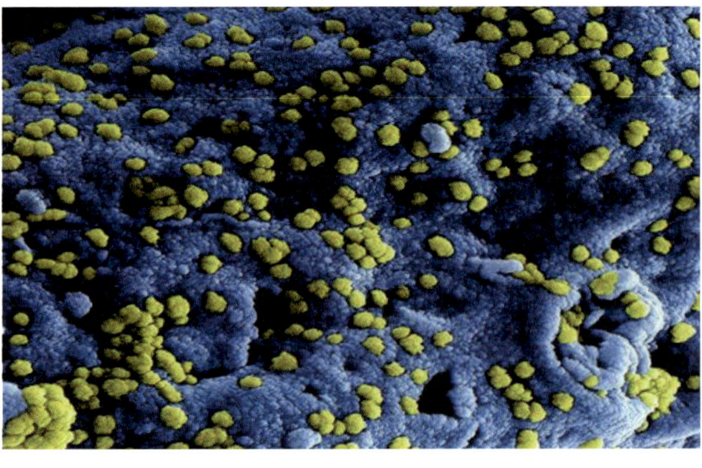

ber mit Tremor (Zittern), Husten, Kurzatmigkeit, Muskelschmerzen und Beschwerden des Magen-Darm-Trakts (gastrointestinale Symptome) wie Durchfall, Übelkeit, Erbrechen oder Bauchschmerzen. In schweren Fällen kommt es zu einem Atemstillstand, was ein Beatmungsgerät und eine Behandlung auf der Intensivstation erfordert. Bei einigen Patienten kommt es zu Organversagen (vor allem Nierenversagen) sowie zu einem septischen Schock, der zum Tod des Patienten führen kann. Die Letalitätsrate (Anteil der Todesfälle an der Zahl der Erkrankten insgesamt) liegt bei etwa 40 %. Seit dem Auftreten des ersten MERS-Falls im September 2012 bis Mai 2015 wurden in 25 Ländern weltweit MERS-Fälle gemeldet; diese stellen eine ernsthafte Bedrohung für die öffentliche Gesundheit dar.

13. Was ist das neuartige Coronavirus? Warum handelt es sich um eine Epidemie?

Bei dem neu entdeckten Coronavirus handelt es sich um ein mutiertes neuartiges Coronavirus (β-Gattung), das als „SARS-CoV-2“ bezeichnet wird. Am 10. Januar 2020 wurde das Erbgut der ersten Probe von SARS-CoV-2 vollständig analysiert. Später wurden die Analysen von fünf weiteren Proben bekannt gegeben.

Aufgrund einer bestimmten Mutation, die dieses Coronavirus durchlaufen hat, ist es für den Menschen ein bisher unbekannter Erreger. Daher fehlt der Allgemeinbevölkerung die Immunität gegen diesen neuen Virenstamm. Darüber hinaus gibt es mehr als einen Übertragungsweg für dieses Virus. Die oben genannten Faktoren führten dazu, dass das neue Coronavirus sich zu einer Epidemie entwickeln konnte.

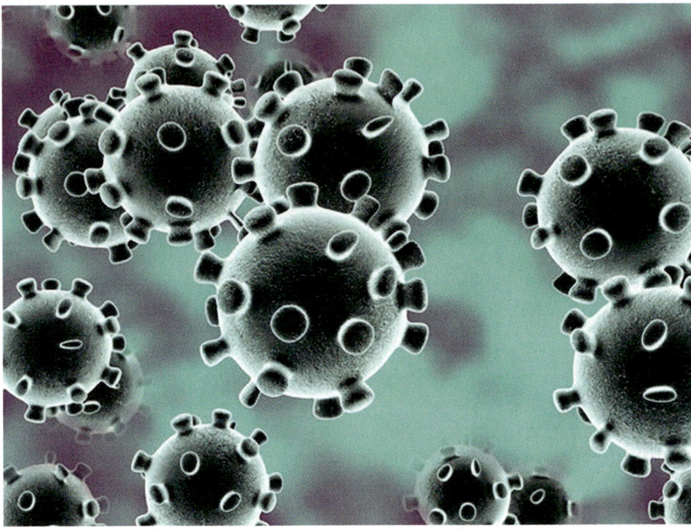

II. Übertragung von SARS-CoV-2

14. Was ist eine ambulant erworbene Lungenentzündung *(CAP)*?

Bei einer ambulant erworbenen Lungenentzündung *(Community-Acquired Pneumonia, CAP)* handelt es sich um eine Infektion des Lungengewebes (einschließlich der Alveolarwand, die im weiteren Sinne zum Lungeninterstitium [Zwischengewebe der Lunge] gehört). Eine Infektion wird „ambulant erworben" genannt, wenn sich der Betroffene außerhalb eines Krankenhauses angesteckt hat. Als ambulante Lungenentzündung gilt auch eine solche Infektion durch übliche Krankheitserreger, die ganz kurz nach der Aufnahme in ein Krankenhaus aufgetreten ist (denn dabei ist anzunehmen, dass die Ansteckung vor der stationären Aufnahme stattgefunden hat).

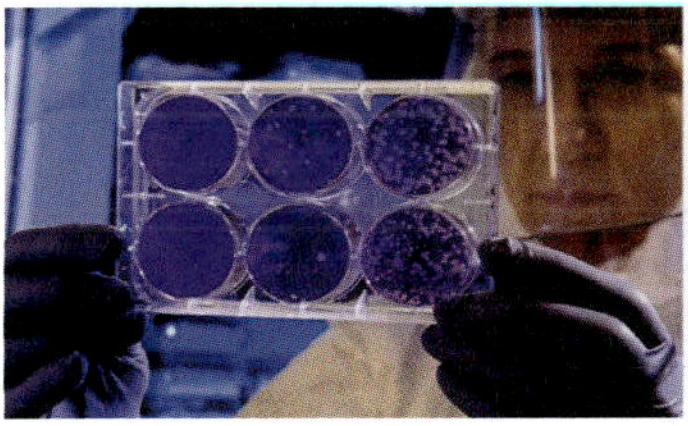

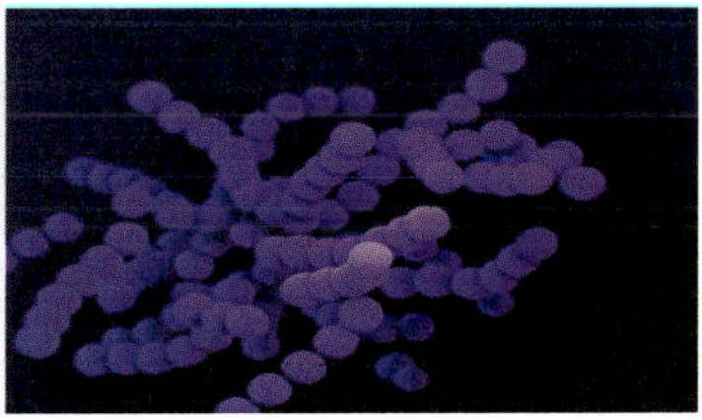

15. Welche diagnostischen Kriterien werden zur Bestätigung einer ambulant erworbenen Lungenentzündung angewendet?

Die diagnostischen Kriterien zur Bestätigung einer ambulant erworbenen Lungenentzündung umfassen:

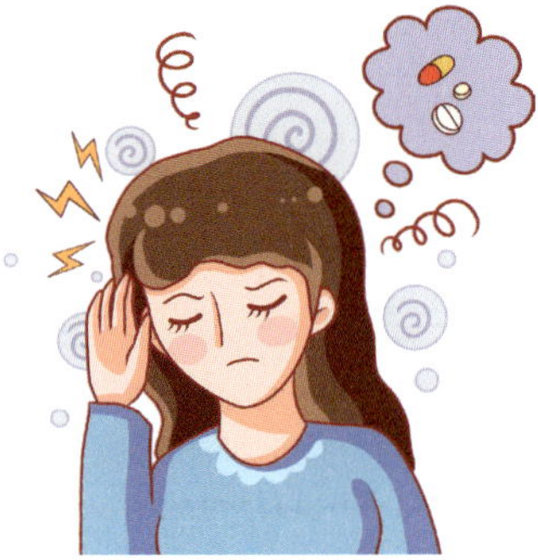

1. Ambulanter Krankheitsbeginn (zu Hause oder im öffentlichen Raum)
2. Die Symptome bzw. Beschwerden einer Lungenentzündung stellen sich wie folgt dar:
   - Neu auftretender Husten, Auswurf (Sputum) oder Verschlimmerung bestehender Atemwegserkrankungen, mit oder ohne eitrigen Auswurf (Sputum)/Schmerzen im Brustkorb/Kurzatmigkeit (Dyspnoe)/blutigen Husten (Hämoptyse oder Hömoptoe)
   - Fieber
   - Zeichen für eine Verdichtung des Lungengewebes (im Röntgenbild) und/oder Vorhandensein von feuchten Rasselgeräuschen (beim Abhören der Lunge)

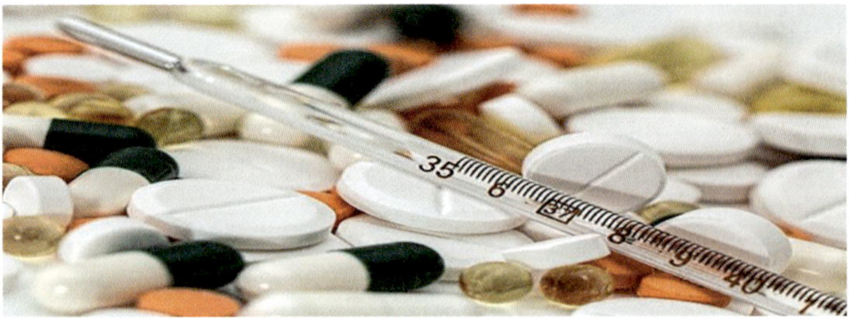

- Anzahl der weißen Blutkörperchen (Leukozyten) höher als 10×10^9/l oder niedriger als 4×10^9/l, mit oder ohne sogenannte Linksverschiebung (vermehrtes Auftreten von unreifen Blutzellen bei Laboruntersuchungen)

3. Merkmale für Bildgebungsverfahren: Röntgenuntersuchungen zeigen fleckige Infiltrate (Eindringen von Flüssigkeit), spezielle Formen von verdichtetem Gewebe oder Veränderungen der Zwischenräume des Gewebes mit oder ohne Pleuraerguss (übermäßige Flüssigkeitsansammlung in der Pleurahöhle).

Wenn einer der Punkte unter Nummer 2. bestätigt werden kann und die Ergebnisse der Bildgebungsverfahren die Diagnose unterstützen, wird die Diagnose „ambulant erworbene Lungenentzündung" gestellt, nachdem nichtinfektiöse Erkrankungen ausgeschlossen wurden.

16. Welche Krankheitserreger verursachen eine ambulant erworbene Lungenentzündung?

Zu den häufigsten Keimen (Erregern), die akute Atemwegserkrankungen hervorrufen können, gehören Bakterien und Viren (oder auch Bakterien und Viren gemeinsam). Neu auftretende Krankheitserreger, wie der neue Typus des Coronavirus, können zu einer Epidemie oder Pandemie akuter Atemwegserkrankungen führen.

Bakterien sind die häufigsten Auslöser einer ambulant erworbenen Lungenentzündung. Durch Streptokokken ausgelöste Pneumonien gehören zu den häufigsten bakteriellen Lungenentzündungen.

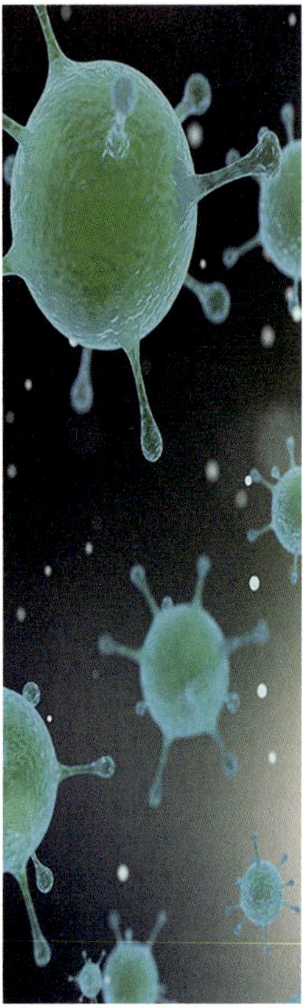

Weitere häufige bakterielle Erreger, die Lungenentzündungen hervorrufen können, sind Mykoplasmen, Chlamydien, Haemophilus influenzae, Klebsiella pneumoniae, Escherichia coli und Staphylococcus aureus. Darüber hinaus sind durch Pseudomonas aeruginosa und Acinetobacter baumannii verursachte Lungenentzündungen bekannt. Bei den erwachsenen Patienten mit einer ambulant erworbenen Lungenentzündung werden in einem Fünftel bis einem Drittel der Fälle Viren nachgewiesen, wobei Influenzaviren (Grippeviren) an erster Stelle stehen. Weitere Erreger umfassen Parainfluenzavirus, Rhinovirus, Adenovirus, humanes Metapneumovirus, respiratorisches Synzytialvirus und Coronavirus. Man geht davon aus, dass zwischen 5,8 und 65,7 % der Patienten mit positiven Testergebnissen für einen Virus zusätzlich auch mit Bakterien oder atypischen Erregern infiziert sind.

17. Wie werden ambulant erworbene Lungenentzündungen übertragen?

Theoretisch können alle Krankheitserreger, die ambulant erworbene Lungenentzündungen verursachen, von Mensch zu Mensch übertragen werden. Die Übertragungswege von der Infektionsquelle zum Menschen finden statt über Tröpfchen, direkten Kontakt und/oder über die Luft.

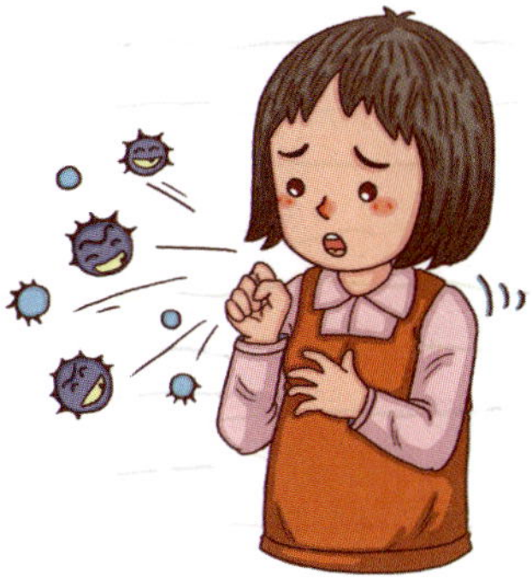

Abgesehen von kaltem Wetter machen menschliche Faktoren wie vermehrter Aufenthalt innerhalb von Häusern sowie eine verstärkte Reisetätigkeit an Feiertagen im Winter (z. B. während des Frühlingsfestes in China oder anderer allgemeiner Feiertage) einen Ausbruch von Atemwegs-Infektionskrankheiten im Winter wahrscheinlicher. Der hauptsächliche Übertragungsweg ist die Tröpfcheninfektion, zu der es kommt, wenn Patienten bzw. Virenträger in der Nähe einer anderen Person husten oder niesen.

18. Welche Risikofaktoren bestehen hinsichtlich der Verbreitung von Lungenentzundungen?

Besonders im Herbst und im Winter treten Viren, die die Atemwege befallen (wie Grippeviren), häufig auf, weshalb es dann zu verschiedenen Atemwegsinfektionen kommen kann. Aus diesem Grund ist die Unterscheidung zwischen „ganz normalen“ Infektionen der oberen Atemwege und dem Frühstadium von COVID-19 nicht ganz einfach.

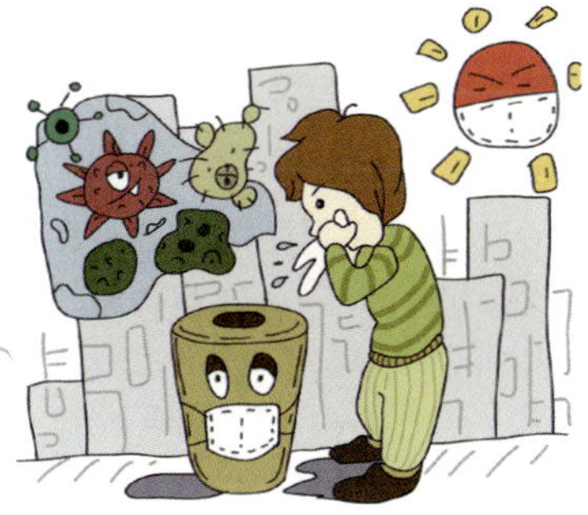

Zu den wichtigsten Infektionsquellen für ambulant erworbene Lungenentzündungen gehören bereits betroffene Patienten, deren Familie, Besucher und Nachbarschaft. Für die Verbreitung und Folgen einer ambulant erworbenen Lungenentzündung spielen folgende Faktoren eine Rolle:

1. Umweltbedingungen: Luftschadstoffe, überfüllte, geschlossene Räume, Luftfeuchtigkeit, Innenraumhygiene, Jahreszeiten und Temperatur.
2. Zugänglichkeit und Effizienz von Dienstleistern des Gesundheitssystems (Arztpraxen, Kliniken) und Maßnahmen zur Infektionsprävention und damit auch Zugang zu Impfstoffen und Gesundheitseinrichtungen sowie Isolationsmöglichkeiten.
3. Faktoren des „Wirtes" (infizierter Patient): Alter, Tabakkonsum, Übertragungsfähigkeit, Immunstatus, Ernährungszustand, frühere oder begleitende Infektionen mit anderen Krankheitserregern sowie allgemeiner Gesundheitszustand.
4. Merkmale des Krankheitserregers: Übertragungswege, Infektionsgefahr, Virulenz (Eigenschaften des Erregers, die zu einer leichten oder sehr schweren Infektion führen können) und die Menge der vermehrungsfähigen Erreger, mit der sich der Mensch angesteckt hat.

19. Wie können ambulant erworbene Lungenentzündungen verhindert werden?

Kontrolle der Infektionsquelle: Beim Husten oder Niesen sollten Patienten mit akuten Atemwegserkrankungen Nase und Mund mit dem Arm oder anderen Materialien (Taschentüchern, Papiertüchern oder Gesichtsmasken) bedecken, um die Möglichkeit einer Tröpfchenübertragung zu verringern. Wenn Sie mit

Atemwegssekreten eines Patienten in Kontakt gekommen sind, sollten Sie sofort Maßnahmen zur Handhygiene durchführen. Auch im Alltag sollten die Hände möglichst häufig gewaschen werden.

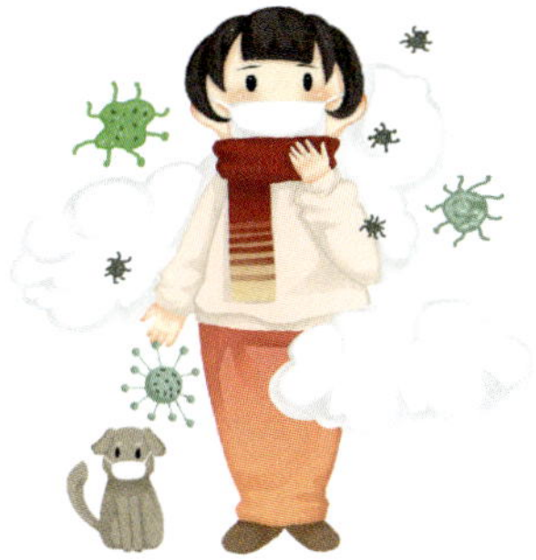

Es bestehen folgende Möglichkeiten zur persönlichen Vorbeugung:

1. Eine ausgewogene und gesunde Ernährungsweise und eine gute Mundhygiene können ganz grundsätzlich dazu beitragen, Infektionen vorzubeugen.
2. Häufige sportliche Betätigung, um das Immunsystem auf Trab zu halten.
3. Das Rauchen einstellen und den Alkoholkonsum einschränken.
4. Für eine gute Raumbelüftung sorgen: natürliche Belüftung und/oder Verwendung von Abluftventilatoren für eine bessere Frischluftzufuhr.
5. Lassen Sie möglichst die empfohlenen Impfungen durchführen.

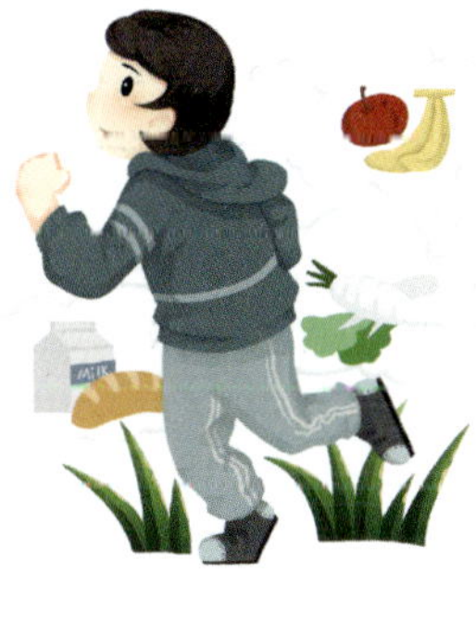

20. Welche Personengruppen sind anfällig für SARS-CoV-2?

Das neuartige Coronavirus ist noch nie zuvor beim Menschen aufgetreten. Aus diesem Grund hat die Allgemeinbevölkerung bei diesem Ausbruch noch keine Immunität gegen das Virus entwickelt, wodurch alle Personen potenziell anfällig für eine Virusinfektion sind. Das neuartige Coronavirus kann also Personen mit normal funktionierendem oder eingeschränktem Immunsystem betreffen. Ausschlaggebend für die Entwicklung einer Infektion ist auch die Virusmenge, der die betroffene Person ausgesetzt war. Wer beispielsweise einer großen Menge von Viren ausgesetzt war, kann auch dann erkranken, wenn die Immunfunktion ganz normal ist. Bei Menschen mit einem schwachen Immunsystem, wie z. B. bei älteren Menschen, Schwangeren oder Menschen mit Leber- und Nierenfunktionsstörungen, schreitet die Krankheit meist relativ zügig voran, und die Symptome sind schwerwiegender.

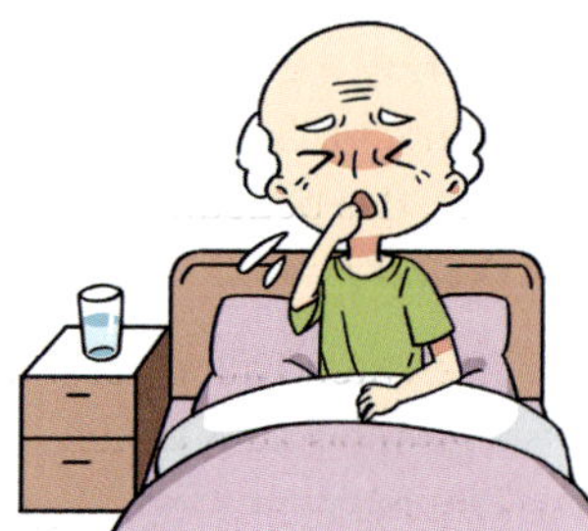

Der wichtigste Faktor, der darüber entscheidet, ob es zu einer Infektion kommt oder nicht, ist die Wahrscheinlichkeit, dem Virus ausgesetzt zu sein. Wer über ein gesundes Immunsystem verfügt, hat nicht automatisch ein geringes Infektionsrisiko für dieses Virus. Ein Kontakt mit dem Virus kommt bei sehr kleinen Kindern weniger häufig vor (falls diese nicht im Kindergarten sind), weshalb die Wahrscheinlichkeit einer Infektion bei ihnen geringer ist. Bei gleicher Exposition haben ältere Menschen, Menschen mit chronischen Krankheiten oder eingeschränkter

Immunität jedoch eine im Vergleich höhere Infektionswahrscheinlichkeit.

21. Was sind die Merkmale der COVID-19-Epidemie?

Die aufkeimende COVID-19-Epidemie hat bisher drei Phasen durchlaufen: den lokalen Ausbruch, die Ausbreitung in der Region und die weitverbreitete Übertragung.

Übertragungsdynamik: Im Frühstadium der Epidemie beträgt die durchschnittliche Inkubationszeit 5,2 Tage. Die Verdopplungszeit der Epidemie beträgt 7,4 Tage, d. h., die Zahl der Infizierten verdoppelt sich alle 7,4 Tage. Im Durchschnitt dauert die Übertragung von einer Person auf eine andere 7,5 Tage. Die sogenannte Basisreproduktionszahl (R0) wird auf 2,2–3,8 geschätzt, das bedeutet, dass jeder Patient die Infektion auf durchschnittlich 2,2–3,8 weitere Personen überträgt.

Bei leichten Fällen vergingen im Durchschnitt vom Krankheitsbeginn bis zum ersten Krankenhausbesuch 5,8 Tage, zwischen dem Beginn der Erkrankung bis zur Krankenhauseinweisung lagen im Durchschnitt 12,5 Tage. Im Fall von schweren Erkrankungen dauerte es durchschnittlich 7 Tage, bis der Patient nach Krankheitsbeginn ins Krankenhaus eingewiesen wurde, und bis zur Stellung der Diagnose dauerte es 8 Tage. Bei den Patien-

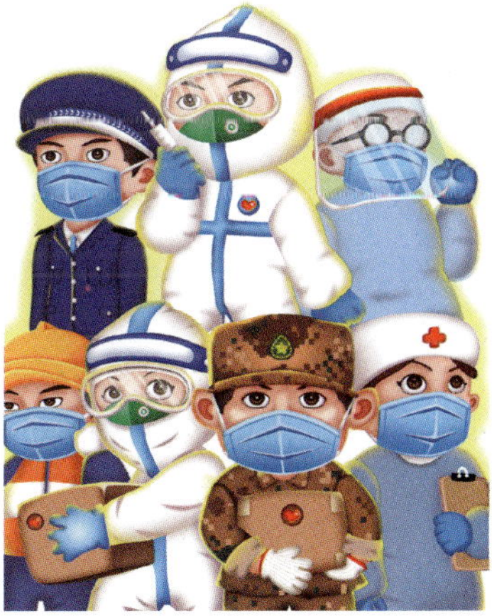

ten, die schließlich an dem neuen Coronavirus starben, dauerte es durchschnittlich deutlich länger vom Beginn bis zur Diagnose (9 Tage); diese Patienten starben im Durchschnitt 9,5 Tage nach Beginn ihrer Beschwerden.

Verbreitungsphasen:
Die COVID-19-Epidemie hat bisher drei Phasen durchlaufen:

1. Stadium des lokalen Ausbruchs (Fälle dieses Stadiums stehen meist im Zusammenhang mit einer Exposition auf einem bestimmten Markt in Wuhan)
2. Stadium der Übertragung in der Gemeinde/Region (zwischenmenschlicher Kontakt und Übertragung innerhalb von Kleingruppen in Gemeinden und Familien)
3. Weiteres Ausbreitungsstadium (rasche Ausbreitung mit den großen Bevölkerungsströmen überall in China und auch in anderen Ländern der Welt)

22. Welche Übertragungswege von SARS-CoV-2 sind möglich?

Derzeit geht man davon aus, dass die Übertragung hauptsächlich durch Atemwegströpfchen und direkten Kontakt erfolgt. Die Übertragung durch die Luft, von der Mutter auf das (ungeborene) Kind und andere Übertragungswege sind aktuell noch nicht bestätigt.

1. Übertragung durch Atemwegströpfchen: Diese Art der Übertragung ist die wichtigste Route bei einem direkten Kontakt mit einem Infizierten. Das Virus wird durch Tröpfchen übertragen, die entstehen, wenn ein Patient hustet, niest oder spricht. Die Personen in der Nähe können sich durch das Einatmen der Tröpfchen infizieren.

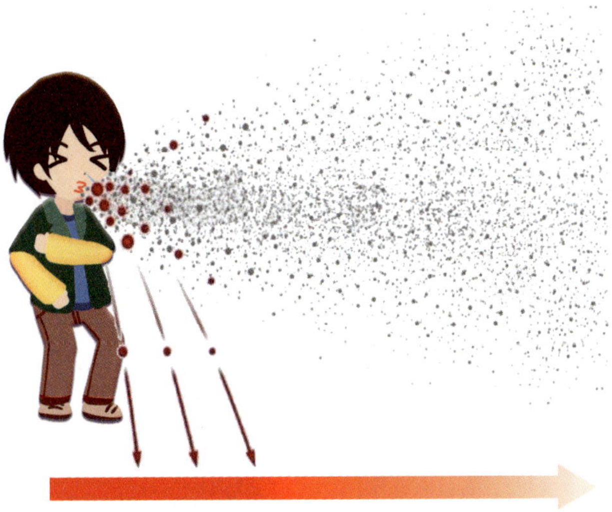

2. Indirekte Kontaktübertragung: Das Virus kann auch durch indirekten Kontakt mit einer infizierten Person übertragen werden. Die Tröpfchen, die das Virus enthalten, lagern sich auf der Oberfläche von Gegenständen ab, die später von einer anderen Person angefasst werden. Nach der Kontamination der Hand kann das Virus über diesen Weg auch in die Schleimhäute von Mundhöhle, Nase und Augen der entsprechenden Person gelangen und so zu einer Infektion führen.
3. Das neuartige Coronavirus wurde im Kot von bestätigten Patienten nachgewiesen, weshalb angenommen wird, dass die Möglichkeit einer fäkal-oralen Übertragung besteht.
4. Aerogene Übertragung (Übertragung durch die Luft): Wenn die Tröpfchen in der Luft schweben, verlieren sie Wasser und Proteine. Krankheitserreger bleiben zurück und bilden den Kern der Tröpfchen (sogenannte Aerosole).

Aerosole können über eine gewisse Distanz durch die Luft fliegen, was eine Übertragung über große Entfernungen ermöglicht. Diese Art der Übertragung nennt man „aerogene Übertragung“. Es konnte noch nicht bestätigt werden, ob eine Ansteckung mit dem neuartigen Coronavirus über die Luft möglich ist.

5. Mutter-Kind-Übertragung: Bei einem Baby, dessen Mutter mit COVID-19 infiziert war, konnte 30 Stunden nach der Geburt eine Erkrankung durch positive Rachenabstriche bestätigt werden. Das weist darauf hin, dass das neuartige Coronavirus durch eine neonatale Infektion (Infektion eines Neugeborenen) von der Mutter auf das Kind übertragen werden kann. Es sind aber noch weitere wissenschaftliche Untersuchungen und Beweise erforderlich, um diesen Übertragungsweg zu bestätigen.

23. Was ist eine Tröpfchenübertragung?

Der Begriff „Tröpfchen“ bezieht sich üblicherweise auf wasserhaltige Partikel mit einem Durchmesser von mehr als 5 µm.

Tröpfchen können innerhalb einer bestimmten Entfernung (normalerweise 1 m) in empfindliche Schleimhautoberflächen eindringen. Aufgrund des relativ großen Volumens und Gewichts der Tröpfchen können sie nicht sehr lange in der Luft schweben.

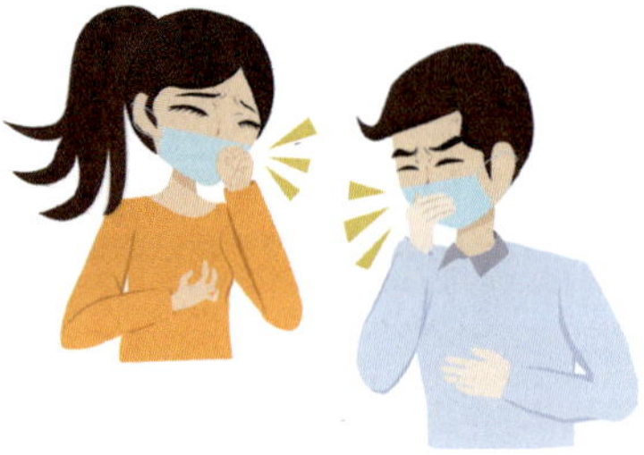

Entstehen von Atemwegströpfchen:

1. Beim Husten, Niesen oder Sprechen

2. Bei invasiven Eingriffen an den Atemwegen, wie z. B. Absaugen oder Lungenspiegelung (Bronchoskopie), Trachealintubation (Anbringen eines Beatmungstubus in der Luftröhre), Husten stimulierenden Bewegungen (einschließlich Positionswechsel im Bett oder Rückenklopfen) sowie bei Maßnahmen zur Wiederbelebung oder ähnlichen Eingriffen.
   Durch Tröpfchen übertragene Pathogene umfassen: Influenzavirus, SARS-Coronavirus, Adenovirus, Rhinovirus, Mykoplasma, Streptokokken der Gruppe A und Meningokokken (Neisseria) sowie das kürzlich entdeckte neuartige SARS-CoV-2.

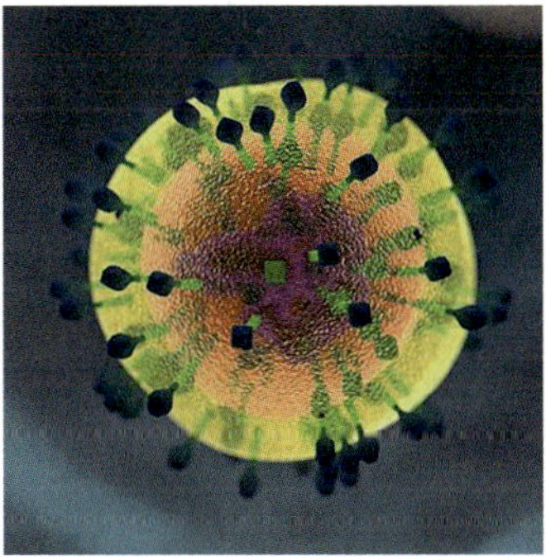

24. Was ist eine Übertragung über die Luft?

Eine Übertragung über die Luft ist auch als „aerogene Übertragung“ bekannt. Dabei werden die Krankheitserreger in einem Gemisch aus winzigen Partikeln oder Tröpfchen (Aerosol) über die Luft von einer Person zur nächsten übertragen. Im Allgemeinen wird angenommen, dass Aerosole weniger als 5 µm im Durchmesser groß sind. Die von ihnen getragenen Krankheitserreger können auch nach Überwindung großer Entfernungen noch ansteckend sein. Luftübertragene Keime können zusätzlich auch durch direkten Kontakt übertragen werden; sie lassen sich wie folgt klassifizieren:

1. Nur über den Luftweg: Mycobacterium tuberculosis, Aspergillus

2. Auf verschiedenen Wegen, aber hauptsächlich über die Luft: Masernvirus, Varizella-Zoster-Virus
3. Üblicherweise über andere Wege, aber in bestimmten Situationen selten auch eine Übertragung über die Luft möglich (wie etwa bei einer Intubation oder einem Luftröhrenschnitt, offener Absaugung und anderen Verfahren, bei denen Aerosole entstehen): Pockenvirus, SARS-Coronavirus, SARS-CoV-2, Influenza- und Norovirus usw.

25. Was ist eine Kontaktübertragung?

Unter Kontaktübertragung versteht man die Übertragung von Krankheitserregern durch direkten oder indirekten Kontakt mit einem Keimträger.

1. Direkter Kontakt: Pathogene werden durch Schleimhäute oder direkten Hautkontakt übertragen.
   - Blut oder blutige Flüssigkeiten gelangen über Schleimhäute oder offene Wunden in den Körper (hauptsächlich Virenübertragung).
   - Übertragung durch Kontakt mit Sekreten, die bestimmte Krankheitserreger enthalten. Dies geschieht häufig im Falle von Infektionen mit Bakterien, Viren, Parasiten usw.
2. Indirekter Kontakt: Pathogene werden durch kontaminierte

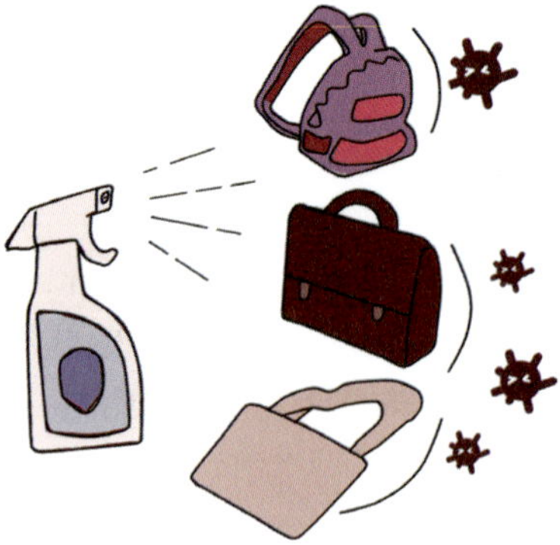

Gegenstände oder Menschen (die selbst aber nicht krank sind) übertragen.

3. Erreger von Infektionskrankheiten, die den Darm betreffen, werden meist durch indirekten Kontakt übertragen.
4. Andere wichtige Pathogene werden ebenfalls durch indirekten Kontakt übertragen, z. B. MRSA (Benzoxazol-/Methicillin-resistenter Staphylococcus aureus), VRE (Vancomycin-resistente Enterokokken), Clostridium difficile.

26. Was versteht man unter engem Kontakt?

Als engen Kontakt bezeichnet man es, wenn Personen in Kontakt mit Patienten (mit bestätigter oder vermuteter Infektion mit SARS-CoV-2) gekommen sind. Hierzu gehören die folgenden Situationen:

1. Personen, die mit dem Patienten zusammenleben, zur Schule gehen, studieren, arbeiten oder andere Formen engen Kontakts haben
2. Medizinisches Personal, Familienangehörige oder andere Personen, die während der Diagnose, bei der Behandlung, Pflege oder bei Besuchen engen Kontakt mit einem Patienten ohne wirksame Schutzmaßnahmen hatten
3. Andere Patienten und deren Begleitpersonen, die auf derselben Station liegen/dort Patienten besuchen
4. Personen, die sich mit einem Patienten zusammen in einem öffentlichen Verkehrsmittel oder in einem Aufzug befanden und dabei engen Kontakt mit ihm hatten
5. Alle Situationen, die durch Studien vor Ort als solche definiert werden

27. Warum sollten Personen, die engen Kontakt mit einem Patienten hatten, 14 Tage lang isoliert bzw. unter Quarantäne gestellt werden?

Derzeit beträgt die für SARS-CoV-2 beobachtete Inkubationszeit (Zeit von der Ansteckung bis zum Ausbruch der Erkrankung) maximal 14 Tage.

Daher sind eine strenge Überwachung der engen Kontakte mit dem Betroffenen und die Durchführung weiterer Maßnahmen zur Vorbeugung notwendig. Hierbei handelt es sich nicht nur um eine in gesellschaftlicher Hinsicht verantwortungsbewusste Haltung gegenüber der öffentlichen Gesundheit und Sicherheit, sondern auch um eine internationale Konvention. Im Hinblick auf die Inkubationszeiten von durch andere Coronaviren verursachten Krankheiten, Informationen zu den aktuellen Fällen von SARS-CoV-2 und die aktuellen Präventions- und Kontrollpraktiken sollten Personen, die in engen Kontakt mit einem Patienten gekommen sind, 14 Tage lang zu Hause unter ärztliche Beobachtung gestellt werden.

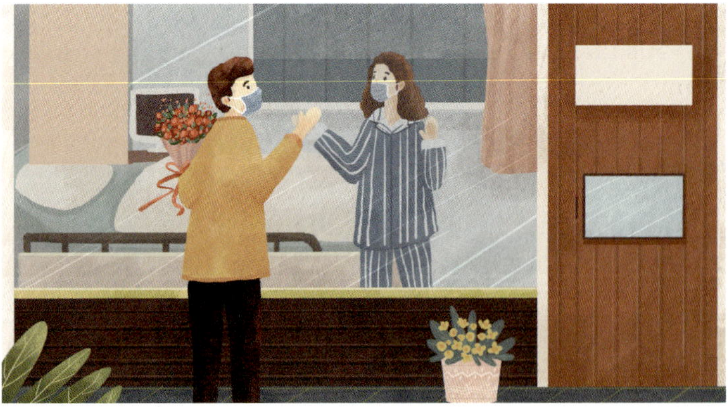

III. Erkennung, Diagnose und Behandlung von COVID-19

28. Welche Symptome treten bei COVID-19 auf?

Der Ausbruch von COVID-19 geht hauptsächlich mit Fieber einher. Einige Patienten in der Frühphase haben möglicherweise aber kein Fieber, sondern nur Schüttelfrost und Atemwegsbeschwerden, welche zusammen mit leichtem trockenem Husten, Müdigkeit, Kurzatmigkeit, Durchfall und weiteren grippeähnlichen Beschwerden auftreten können. Eine laufende Nase, Auswurf beim Husten und andere Symptome treten jedoch eher selten auf. Die Patienten können mit der Zeit Atemnot entwickeln. In schweren Fällen kann die Krankheit recht schnell voranschreiten und innerhalb weniger Tage ein akutes Atemnotsyndrom, einen septischen Schock, eine schwere metabolische Azi-

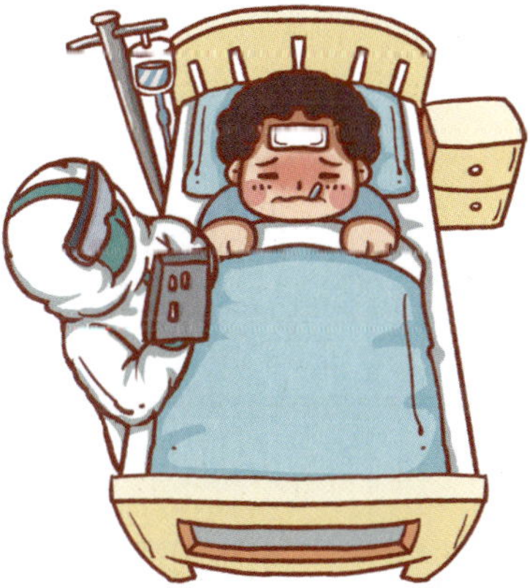

dose (stoffwechselbedingte Übersäuerung) und Blutgerinnungsstörungen verursachen. Einige Patienten haben zunächst nur leichte Symptome und bekommen kein Fieber. Bei den meisten Patienten ist die Prognose gut, allerdings verläuft die Infektion bei einigen auch schwer und kann zum Tod führen.

29. Laboruntersuchungen zur Erkennung von COVID-19

SARS-CoV-2 kann durch eine Reverse Transkriptase-Polymerase-Kettenreaktion in Echtzeit *(Real-Time Reverse Transcription Polymerase Chain Reaction, rRT-PCR)* identifiziert werden. Durch diesen Test lässt sich das Virus selbst nachweisen. In jedem Fall sollten die zu untersuchenden Proben aus den unteren Atemwegen entnommen werden, z. B. bronchiale-alveolare Lavage-Flüssigkeit und Auswurf, der tief aus der Lunge stammt. Außerdem sollten Blutproben sowohl zu Beginn der Symptome als auch nach 14 Tagen genommen werden.

In den frühen Krankheitsstadien bleibt die Anzahl der weißen Blutkörperchen normal oder niedriger als normal, während

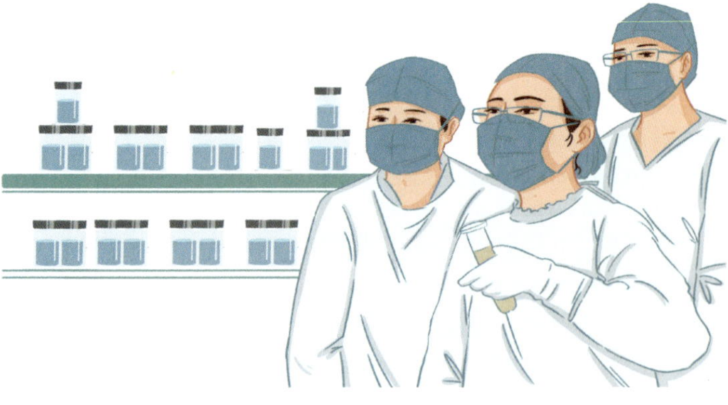

die Lymphozytenzahl verringert ist. Einige Patienten weisen erhöhte Leber- und Muskelenzymwerte sowie Myoglobin auf. Die meisten Patienten haben einen erhöhten Wert für C-reaktives Protein und die Erythrozytensedimentationsrate (zwei wichtige Entzündungsparameter), während der Procalcitoninspiegel normal bleibt. D-Dimere können in schweren Fällen erhöht sein.

30. Was ist bei bildgebenden Verfahren der Lunge bei COVID-19 zu sehen?

In frühen Stadien weisen Aufnahmen des Brustkorbs mehrere kleine, fleckige Schatten und andere Veränderungen auf, insbesondere im äußeren Drittel der Lungenflügel. Diese können sich später zu beidseitigen milchigen Trübungen und Lungeninfiltraten sowie in schweren Fällen zu stark verdichtetem Lungengewebe entwickeln und sogar so weit führen, dass man auf einem Röntgenbild fast keine Strukturen mehr erkennen kann. Pleuraergüsse, d. h. Ansammlungen von Flüssigkeit im Pleuraraum der Lunge, treten selten auf.

31. Wie können Fälle von COVID-19 klinisch identifiziert werden?

Als Verdachtsfälle gelten Personen, bei denen die beiden folgenden Bedingungen erfüllt sind:

1. Epidemiologische Vorgeschichte. Der Patient hat sich innerhalb von zwei Wochen vor dem Ausbruch der Krankheit in einem Epidemiegebiet aufgehalten oder hatte innerhalb von 14 Tagen vor dem Ausbruch Kontakt mit Patienten aus einem der Epidemiegebiete bzw. Kontakt mit anderen Patienten mit Fieber und Atemwegssymptomen in

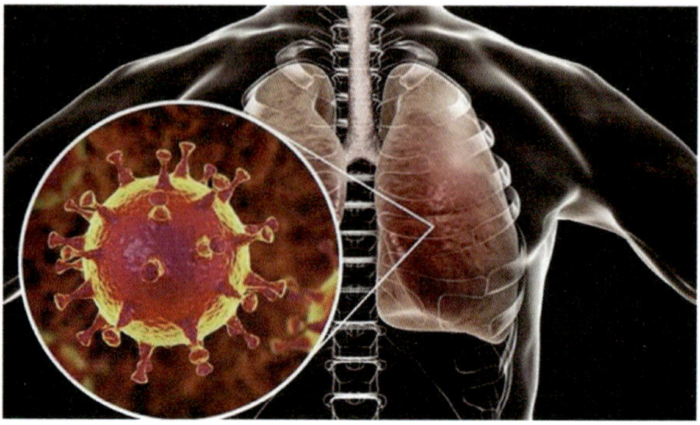

Regionen mit bereits gemeldeten Fällen und gehäuftem Auftreten des Virus.

2. Symptome. Das häufigste Symptom ist Fieber. Bei einigen Patienten tritt aber möglicherweise kein Fieber auf, sondern nur Schüttelfrost und Atemwegsbeschwerden. Röntgenaufnahmen der Lunge zeigen Merkmale einer viralen Lungenentzündung. Während des Frühstadiums der Erkrankung bleibt die Zahl der weißen Blutkörperchen normal oder niedriger als normal, während die Zahl der Lymphozyten möglicherweise verringert ist.

32. Wie werden Fälle von COVID-19 bestätigt?

Eine Diagnose kann bestätigt werden, sobald bei einem Verdachtsfall ein positives Ergebnis für SARS-CoV-2-Bestandteile in einem Labortest (sogenannte rRT-PCR-Untersuchung) von Proben (Auswurf, Rachenabstriche, Sekrete der unteren Atemwege usw.) oder hochgradig ähnliche Sequenzen für bekannte neuartige Coronaviren in der Erbgutanalyse bei von Patienten stammenden Viren festgestellt wurden.

33. Wie werden schwere Fälle von COVID-19 diagnostiziert?

Als schwerwiegende Fälle bezeichnet man Patienten mit instabilen Kreislaufparametern (Puls, Blutdruck) und schnellem Fortschreiten der Krankheit bzw. rascher Verschlechterung der Symptome, welche Funktionsstörungen oder sogar Ausfälle von mehr als zwei Organsystemen aufweisen. Schreitet die Krankheit weiter fort, besteht bei diesen Patienten Lebensgefahr.

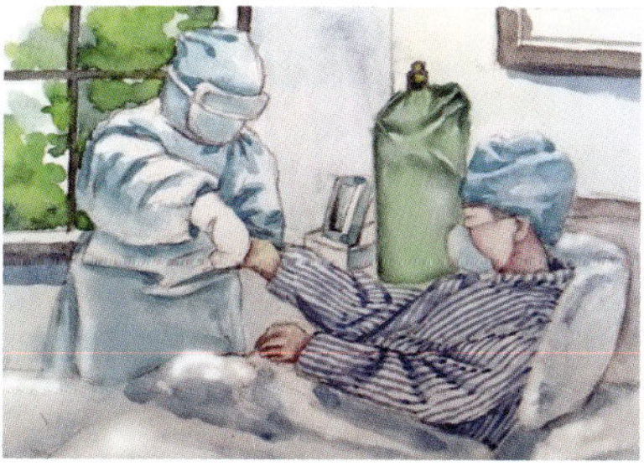

34. Was ist der Unterschied zwischen COVID-19 und anderen Arten von Lungenentzündung?

1. Bakterielle Lungenentzündung (Pneumonie). Häufige Symptome einer bakteriellen Lungenentzündung sind Husten, Auswurf oder Verschlimmerung bereits vorhandener Atemwegssymptome mit eitrigem oder blutigem Auswurf und mit oder ohne Schmerzen im Brustkorb.
2. SARS/MERS. Obwohl das neuartige Coronavirus

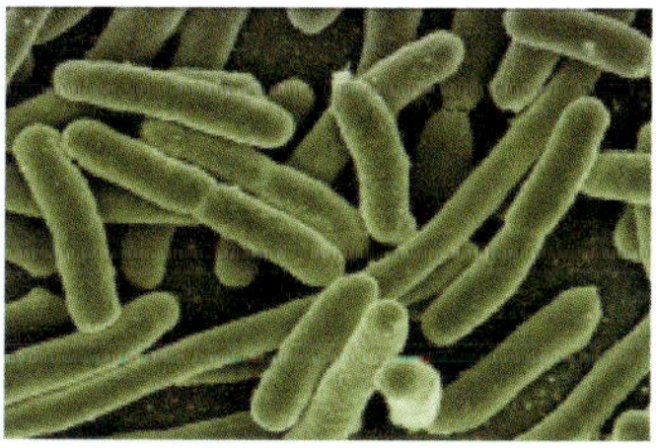

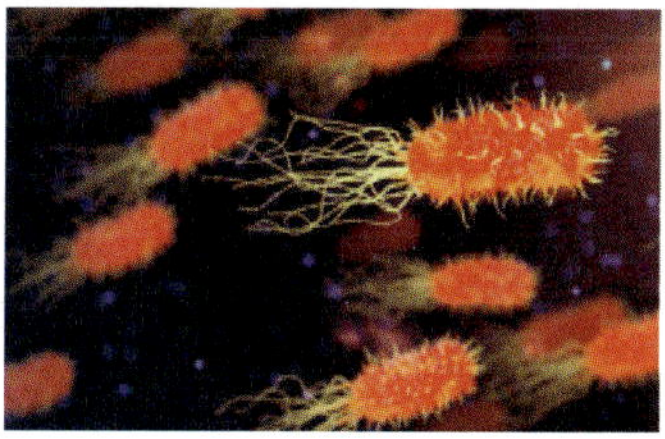

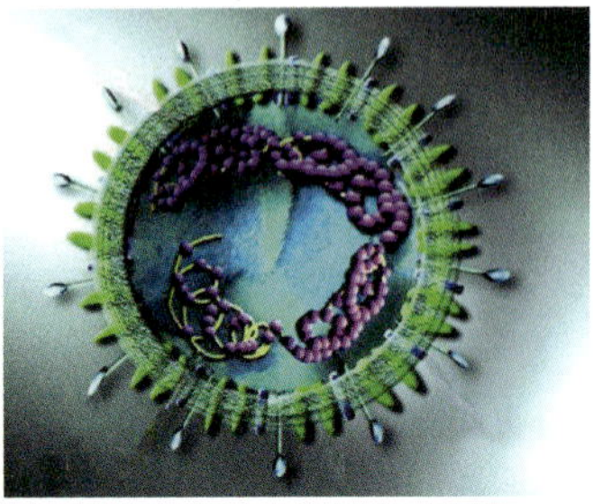

zur selben Familie wie die Coronaviren SARS und MERS gehört, zeigt die Analyse des Erbguts, dass sie verschiedenen Zweigen derselben Untergruppe angehören. Es handelt sich aber weder um ein SARS- noch um ein MERS-Virus, da sich das Erbgut dieser Viren nachweislich stark unterscheidet. Aufgrund der Ähnlichkeiten der Symptome bei einer Lungenentzündung, die COVID-19 entspricht, und einer durch SARS/MERS verursachten Lungenentzündung ist es schwierig, diese voneinander zu unterscheiden. Es sind daher Untersuchungen der verursachenden Viren notwendig (anhand des rRT-PCR-Tests).

3. Lungenentzündung durch andere Viren. Hierzu gehören unter anderem Lungenentzündungen, die durch Influenzaviren, Rhinoviren, Adenoviren, humane Metapneumoviren, respiratorische Synzytialviren und andere Coronaviren verursacht werden.

35. Was sollten Personen tun, die in engen Kontakt mit Patienten gekommen sind?

Bitte folgen Sie den Anweisungen und bleiben Sie zu Hause. Geraten Sie nicht in Panik. Gehen Sie nicht zur Arbeit. Gehen Sie nicht zu häufig nach draußen. Überprüfen Sie Ihren Gesundheitszustand täglich. Übermitteln Sie Ihre Aufzeichnungen regelmäßig an Ihren Hausarzt und bleiben Sie mit diesem in Kontakt. Sollten Fieber, Husten oder weitere Symptome auftreten, nehmen

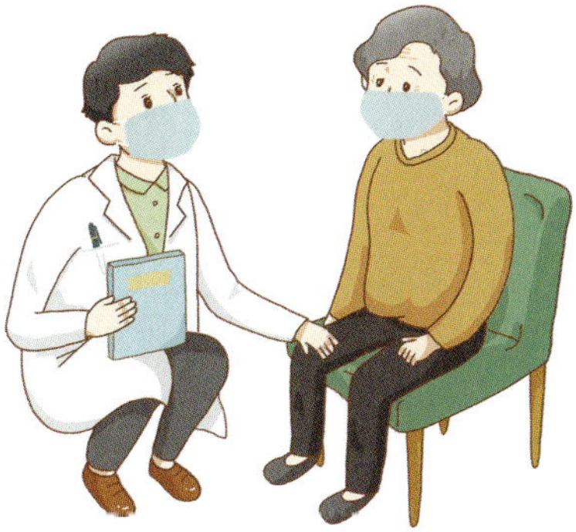

Sie bitte telefonisch Kontakt zu Ihrem Hausarzt auf, damit weitere Untersuchungen und Behandlungen eingeleitet werden können.

36. Was sollte ich tun, wenn ich mich möglicherweise mit SARS-CoV-2 angesteckt habe?

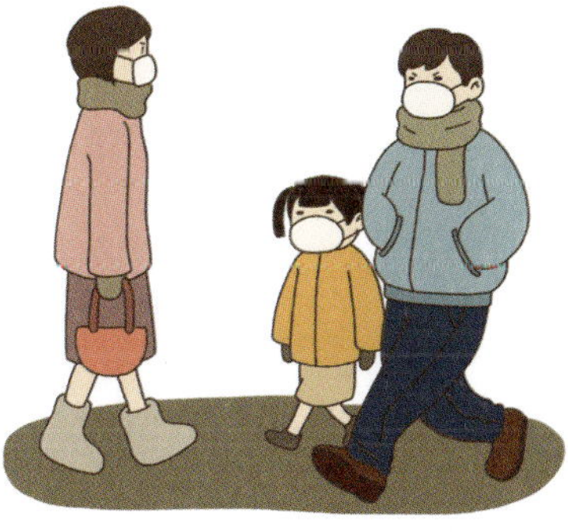

Wenden Sie sich telefonisch an Ihren Hausarzt, damit weitere Untersuchungen, Diagnosestellung und Behandlung eingeleitet werden können. Sollten Sie wegen eines Verdachts auf eine SARS-CoV-2-Infektion ärztliche Hilfe suchen, sollten Sie Ihren Arzt über Ihre jüngste Reise- und Aufenthaltsgeschichte informieren, insbesondere wenn Sie kürzlich in Epidemiegebiete gereist sind, sowie über jegliche Kontakte mit Patienten mit einer Atemwegsinfektion, Verdachtsfälle und Kontakt zu Tieren, den Sie möglicherweise hatten. Es ist besonders wichtig zu beachten, dass während des gesamten Arztbesuchs Atemschutzmasken getragen werden sollten, um sich und andere zu schützen.

37. Wie finde ich die richtige medizinische Einrichtung für die entsprechende Behandlung?

Isolierung und Behandlung des Patienten sollten in einem Krankenhaus erfolgen, das über angemessene Isolations- und Schutzbedingungen verfügt. Kritische Fälle sollten so schnell wie möglich auf die Intensivstation verlegt werden. Haben Sie nur leichte Symptome, können Sie in Absprache mit dem Arzt möglicherweise zu Hause (unter Quarantäne und entsprechenden Schutzvorkehrungen) bleiben, bis Sie wieder gesund sind.

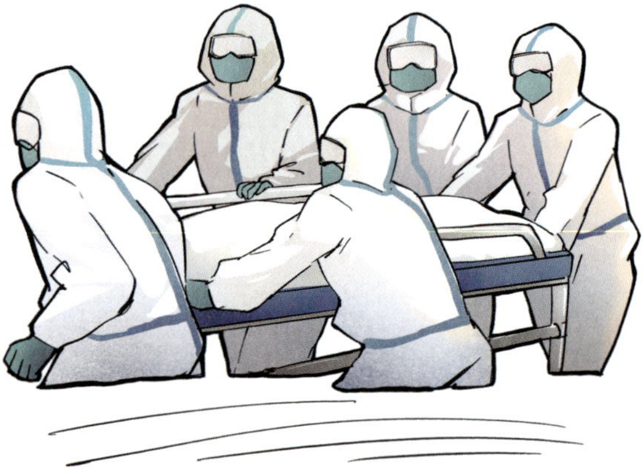

38. Was sollte unternommen werden, wenn ein Patient transportiert werden muss?

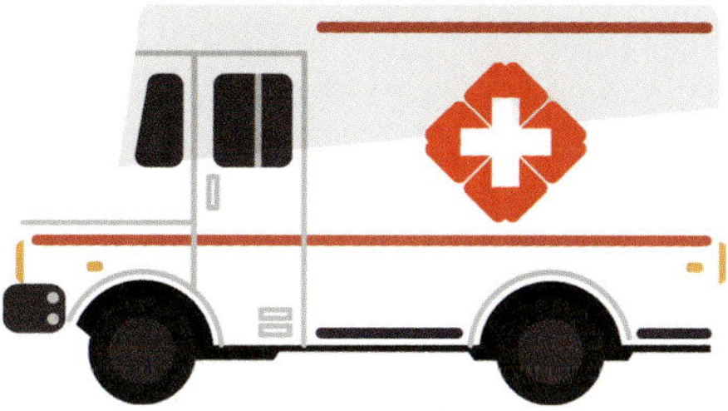

Patienten sollten in ausgewiesenen Fahrzeugen transportiert werden, die regelmäßig desinfiziert und mit gut geschütztem Personal besetzt sind.

39. Gibt es Arzneimittel oder Impfungen für COVID-19?

Momentan stehen keine spezifischen antiviralen Behandlungen für das neuartige Coronavirus zur Verfügung. Patienten erhalten im Allgemeinen eine angepasste stabilisierende Therapie, um die Symptome zu lindern (etwa fiebersenkende Mittel und Infusionen). Nicht indizierte oder ungeeignete Antibiotikatherapien sollten vermieden werden, insbesondere Breitbandantibiotika.

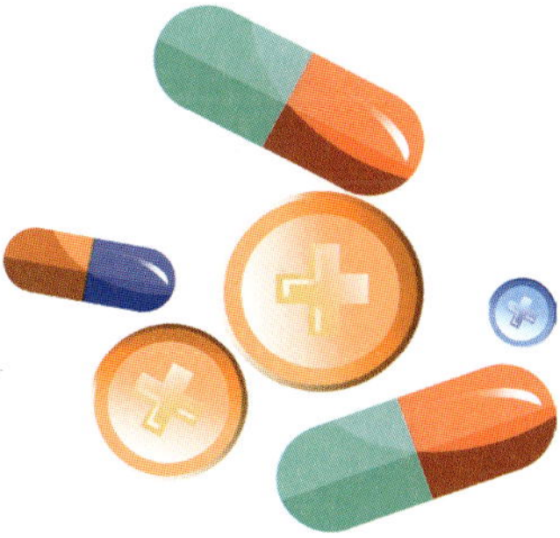

Es gibt derzeit keinen Impfstoff gegen die neue Erkrankung. Wie lange es dauert, bis ein neuer Impfstoff zur Verfügung steht, ist noch nicht bekannt.

40. Wie kann COVID-19 behandelt werden?

1. Patienten sollten Bettruhe einhalten und angemessen versorgt werden. Eine ausreichende Flüssigkeitsversorgung, Wasser- und Elektrolythaushalt und Aufrechterhaltung der physiologischen Körperfunktionen wie Kreislauf, Temperatur und pH-Wert des Bluts sollten gewährleistet sein. Vitalzeichen (Puls, Blutdruck) und Sauerstoffsättigung im Blut sollten genauestens überwacht werden.
2. Routineuntersuchungen von Blut und Urin, darunter die Bestimmung von C-reaktivem Protein (CRP), biochemischen Indikatoren (Leber- und Myokardenzym, Nierenfunktion usw.) und der Blutgerinnungsfunktion sollten durchgeführt und entsprechend überwacht werden. Bei Bedarf sollten eine arterielle Blutgasanalyse durchgeführt und Röntgenaufnahmen der Lunge regelmäßig überprüft werden.
3. Je nach möglichen Veränderungen der Sauerstoffsättigung sollte rechtzeitig eine wirksame Sauerstofftherapie durchgeführt werden, einschließlich Nasensonde für die Sauerstoffgabe, Sauerstoffmaske, transnasaler High-Flow-Sauerstofftherapie, nichtinvasiver oder auch invasiver mechanischer Beatmung usw.
4. Behandlung mit einer antiviralen Therapie: Es gibt derzeit keine antiviralen Medikamente mit guter Wirksamkeit.
5. Anwendung einer antibakteriellen medikamentösen Behandlung: Beginn einer Behandlung mit Antibiotika, wenn Anzeichen für eine bakterielle Sekundärinfektion vorliegen.

41. Welche klinischen Kriterien gelten für eine Aufhebung der Quarantäne und eine Krankenhausentlassung?

1. Der Zustand des Patienten ist stabil, und das Fieber ist abgeklungen.
2. Eine Röntgenaufnahme der Lunge zeigt eine signifikante Verbesserung ohne Anzeichen von Organfunktionsstörungen.
3. Der Patient hat seit mehr als 3 Tagen eine stabile Atmung, ist bei klarem Bewusstsein, spricht und ernährt sich normal. Außerdem ist die Körpertemperatur normal. Die Atmungsfunktion hat sich signifikant verbessert, und zwei aufeinanderfolgende Tests auf Viren, die die Atemwege angreifen, waren negativ (es muss mindestens ein Tag zwischen den beiden Tests vergehen).

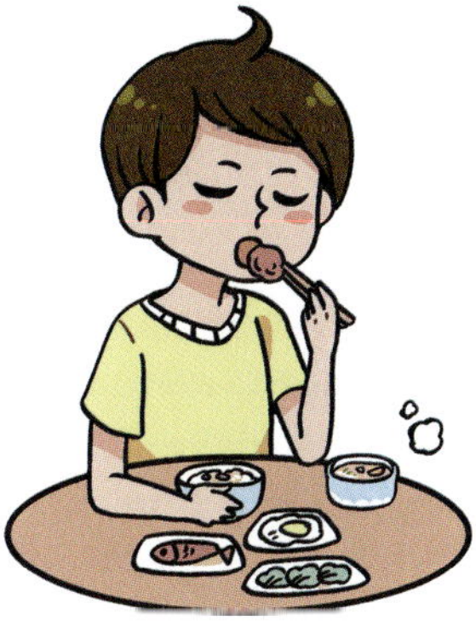

IV. Persönliche Vorsichtsmassnahmen

42. Wie kann man Atemwegsinfektionen im Frühjahr und Winter vorbeugen?

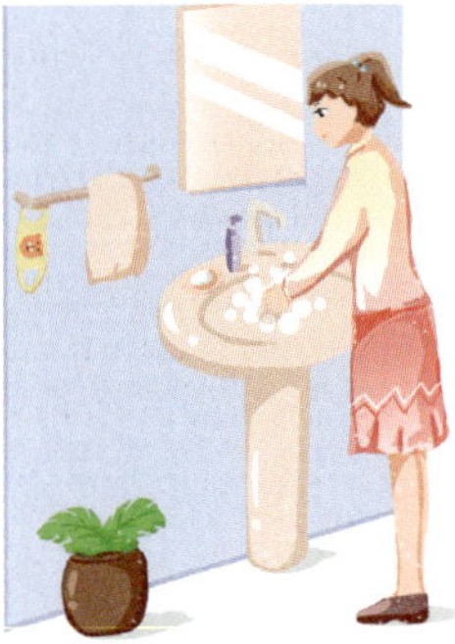

1. Waschen Sie Ihre Hände häufig mit normaler oder desinfizierender Seife und spülen Sie sie unter fließendem Wasser ab. Achten Sie darauf, die Hände mit sauberen Handtüchern abzutrocknen. Waschen Sie die Hände sofort nach Kontakt mit Atemwegssekreten (z. B. nach dem Niesen).
2. Wenden Sie Vorsichtsmaßnahmen beim Husten an (Atemwegshygiene). Decken Sie Mund und Nase während des Hustens/Niesens mit einem Taschentuch, Handtuch o. Ä. ab, oder husten Sie in Ihre Ellenbeuge, und vermeiden Sie es, danach Augen, Nase oder Mund zu berühren, bevor Sie die Hände gründlich gewaschen haben.
3. Stärken Sie Ihren allgemeinen Gesundheitszustand und Ihr Immunsystem.

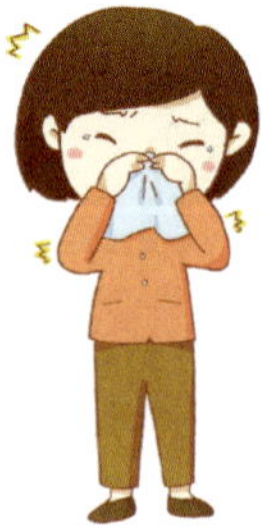

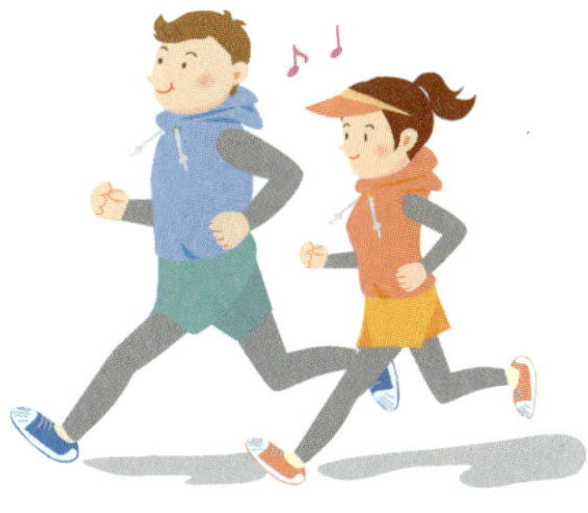

Ernähren Sie sich ausgewogen, schlafen Sie genug und bewegen Sie sich regelmäßig. Vermeiden Sie Überlastungen bzw. Stress.

4. Sorgen Sie für eine hygienische Umgebung und gute Belüftung zu Hause. Öffnen Sie die Fenster regelmäßig über den Tag hinweg, um frische Luft hereinzulassen.
5. Vermeiden Sie überfüllte Orte oder den Kontakt mit Personen mit Atemwegsinfektionen.
6. Suchen Sie einen Arzt auf, wenn bei Ihnen Fieber, Husten, Niesen, eine laufende Nase oder andere Symptome von Atemwegsinfektionen auftreten. Falls Sie aus einem Risikogebiet kommen bzw. von dort eingereist sind oder Kontakt zu einem Patienten mit COVID-19 hatten und Husten/Fieber bekommen, dann rufen Sie Ihren Arzt zunächst an und fragen Sie nach dem weiteren Vorgehen.

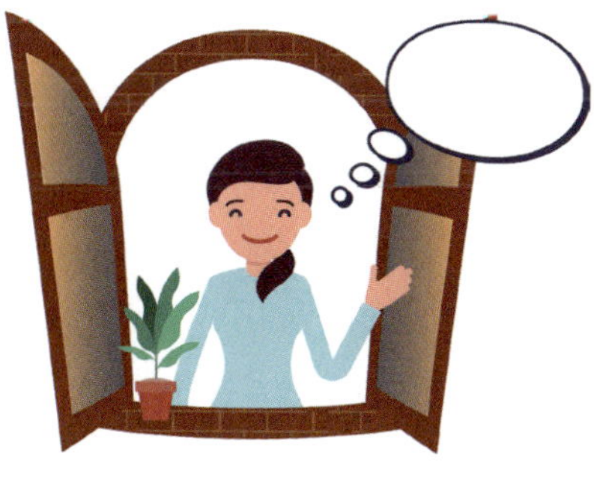

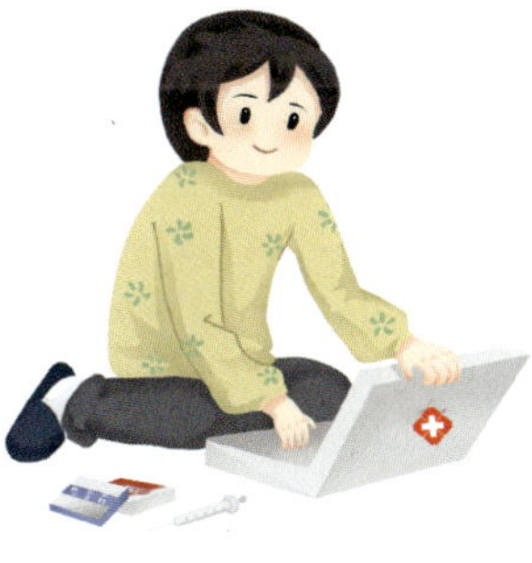

43. Warum werden Grippeerkrankungen, die durch Viren verursacht werden, zur Pandemie?

Grippeerkrankungen werden hauptsächlich durch Atemtröpfchen und Kontakt von bereits infizierten auf anfällige Personen übertragen. Man kann sich auch durch Kontakt mit Gegenständen anstecken, auf deren Oberfläche sich Viren befinden. Im Allgemeinen treten die Infekte im Herbst und Winter am häufigsten auf.

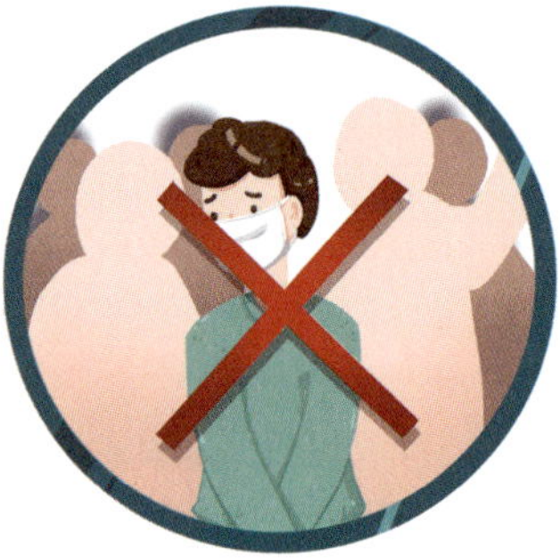

Die Grippe beim Menschen wird hauptsächlich durch das Influenza-A-Virus und das Influenza-B-Virus verursacht. Influenza-A-Viren durchlaufen häufig sogenannte Antigenmutationen (d. h., sie ändern häufig ihre Struktur) und können weiter in Subtypen (Unterarten) wie H1N1, H3N2, H5N1 und H7N9 eingeteilt werden. Wenn neue Subtypen von Influenzaviren auftreten, werden sie leicht zu einer Pandemie, weil die meisten Menschen noch nicht immun gegen diesen neuen Typ sind (es wurden noch keine Antikörper gebildet).

44. Wie können Sie vermeiden, mit dem neuartigen Coronavirus in Kontakt zu kommen?

1. SARS-CoV-2 wird hauptsächlich durch Tröpfchen und direkten Kontakt übertragen, daher sollten Personen beim Kontakt mit Infizierten geeignete Atemschutzmasken tragen, um sich zu schützen.

2. Wenn Sie niesen oder husten, bedecken Sie Nase und Mund nicht mit den bloßen Händen, sondern verwenden Sie stattdessen ein Taschentuch oder eine Maske (oder den Hemdsärmel).
3. Waschen Sie sich die Hände richtig und häufig. Selbst wenn Viren auf den Händen vorhanden sind, kann das Händewaschen die Viren daran hindern, durch die Nase oder den Mund in die Atemwege zu gelangen.
4. Stärken Sie Ihr Immunsystem und vermeiden Sie es, sich an überfüllten und geschlossenen Orten aufzuhalten. Bewegen Sie sich mehr und schlafen Sie regelmäßig. Ihr Immunsystem zu stärken ist eine gute Methode, um eine Infektion zu vermeiden.

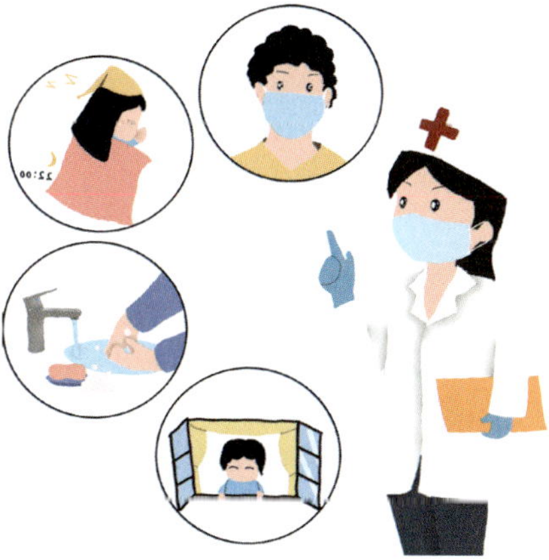

5. Achten Sie darauf, dass Sie eine geeignete Atemschutzmaske tragen, wenn Sie in Kontakt mit infizierten Patienten kommen.

45. Kann eine Atemschutzmaske Coronaviren abhalten?

Ja, die Masken funktionieren. Der Zweck der Maske besteht nämlich darin, die größeren Partikel (Aerosole), mit denen das

Virus übertragen wird, zu blockieren. Obwohl das Virus selbst also sehr klein ist, kann es kaum durch die Atemschutzmaske dringen.

Zu den üblichen Übertragungswegen von Atemwegsviren gehören enger Kontakt (körperliche Nähe) und die Übertragung über eine größere Distanz (über die Luft). Sogenannte Aerosole, mit denen Menschen normalerweise in Kontakt kommen, können zum Beispiel Atemtröpfchen von Patienten sein. Das richtige Tragen einer Atemschutzmaske kann solche Atemtröpfchen wirksam blockieren und dadurch verhindern, dass das Virus eingeatmet wird.

46. Welche verschiedenen Gesichtsmasken gibt es für welchen Zweck?

Grundsätzlich ist zwischen zwei Situationen zu unterscheiden: Schutzmasken sollen **zum einen** verhindern, dass der (gesunde) Träger einen anderen (anfälligen) Menschen ansteckt. Dies ist z. B. bei einer Operation oder bei der Versorgung offener Wunden wichtig: Hier trägt das medizinische Personal mindestens einen sogenannten Mund-Nasen-Schutz (OP-Maske), der die ausgeatmeten Partikel in der Luft und damit Keime aus dem Rachenraum zurückhält, sodass die operierte oder zu versorgende Person nicht gefährdet wird. Solche chirurgischen Einweggesichtsmasken haben 3 Schichten. Die äußere Schicht ist wasserabweisend. Diese gewebte Schicht verhindert das Eindringen von Tröpfchen in die Maske. Die mittlere Schicht hat einen Filter, der 90 % der Partikel mit einem Durchmesser von mehr als 5 μm blockiert. Die innere Schicht, die mit Nase und Mund in Kontakt kommt, nimmt Feuchtigkeit auf. Diese Masken werden typischerweise für sterile medizinische Eingriffe verwendet und sollen Krankheiten verhindern, die üblicherweise über die Luft (aerogen) übertragen werden.

Ähnliches gilt, wenn ein mit SARS-CoV-2 oder einem anderen Virus infizierter Mensch gebeten wird, einen Mundschutz zu tragen: Er soll seine Umgebung möglichst nicht anstecken.

Zum anderen sollen in anderen Situationen Schutzmasken natürlich den gesunden Träger selbst vor einer Ansteckung schützen. Hier kommen besondere Atemschutzmasken ins Spiel, sogenannte FFP-Masken (*Filtering Face Piece*, partikelfiltrierender Atemschutz, Atemschutzfilter oder auch Feinstaubmaske). Solche Masken sind wichtig, wenn eine Person in einem Umfeld lebt oder arbeitet, in dem sie sich vor Staub, Giftstoffen in der Luft oder eben auch Viren schützen muss. Dies gilt also auch für jemanden, der sich zu Hause in engem Kontakt um einen Patienten mit COVID-19 kümmert.

FFP-Masken werden in drei Ausführungen angeboten: FFP1, FFP2 und FFP3. Zum Schutz vor SARS-CoV-2 empfehlen die Experten FFP2- oder FFP3-Masken. All diese Masken halten Partikel ab einer Größe von 0,6 µm ab.

Diese Masken können zusätzlich noch mit einem Atemventil ausgerüstet sein, das dafür sorgt, dass das Ausatmen leichterfällt. Dadurch lässt sich die Maske auch über mehrere Stunden angenehm tragen. Solche Masken sind manchmal auch mehrfach verwendbar (siehe jeweilige Produktbeschreibung).

Wichtig ist auch die Beschaffenheit des verwendeten Vliesmaterials der Atemschutzmaske. Die Bezeichnung N95-Atemschutzmaske weist diesbezüglich auf die u. a. in den USA übliche Einteilung der partikelfiltrierenden Halbmasken hin. N95-Masken können 95 % der Partikel mit einem aerodynamischen Durchmesser von mindestens 0,3 µm filtern. Diese Materialien

Maskentyp	Bild	Vorgesehene Nutzung
FFP-Maske (ohne Atmungsventil) (N95)	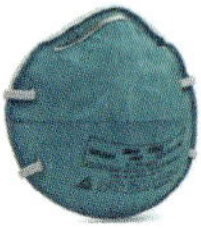	Diese Schutzmaske filtert wirksam Partikel in der Luft. Schützt gegen über die Luft übertragene Atemwegserkrankungen.
FFP-Maske (mit Atmungsventil) (N95)	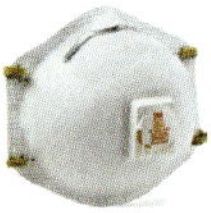	Grundsätzlich genau wie die FFP-Maske ohne Atmungsventil. Das Atmungsventil ist so konstruiert, dass die ausgeatmete Luft hinausströmen kann, ohne kleine Partikel hereinzulassen. Durch dieses Design wird das Ausatmen erleichtert, und es sammeln sich weniger Feuchtigkeit und Wärme an.
OP-Maske (Mund-Nasen-Schutz, chirurgische Maske)	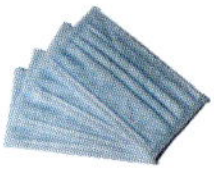 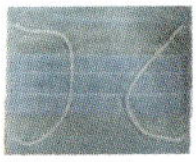 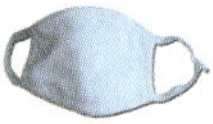	Grundlegender Atemschutz für medizinisches Fachpersonal oder Pflegekräfte usw. Schützt den zu versorgenden Patienten davor, mit ausgeatmeten Keimen des Personals in Kontakt zu kommen, also vor einer Tröpfcheninfektion. Zudem wird das medizinische Personal vor Spritzern oder Ähnlichem geschützt. Trägt eine infizierte Person einen Mund-Nasen-Schutz, so ist ihre Umgebung etwas besser vor einer Ansteckung per Tröpfchenübertragung geschützt.

Wirksamkeit der Filtration	Anzahl der möglichen Nutzungen
Bezeichnung N95: Blockiert mindestens 95 % aller sehr kleinen Partikel (ca. 0,3 µm Größe) FFP1: Durchlässigkeit von bis zu 25 % FFP2: Durchlässigkeit von bis zu 11 % (95%ige Schutzwirkung) FFP3: Durchlässigkeit von 2–5 % (99%ige Schutzwirkung)	Kann über einen längeren Zeitraum oder ggf. auch wiederholt benutzt werden. Entsorgen Sie die Masken, wenn sie beschädigt sind, nass oder schmutzig werden.
Genau wie die N95-Maske ohne Atmungsventil.	Siehe FFP-Maske ohne Atmungsventil
Die Wirksamkeit der Filtration ist nicht bei allen OP-Masken gleich. Einige sind vielleicht weniger wirksam, als es eigentlich für Masken in medizinischen Umgebungen vorgesehen ist. Allgemein kann man davon ausgehen, dass Partikel, die ungefähr 5 µm groß sind, gefiltert werden können. Die äußerste Schicht ist wasserabweisend, wodurch Tröpfchen abgehalten werden. Die mittlere Schicht ist ein Filter.	Einmalige Nutzung

können effektiv dazu beitragen, durch die Luft übertragene Krankheiten abzuwehren.

Wichtig aber ist: Trotz dieser ausgezeichneten Filterwirkung kann keine dieser Atemschutzmasken zu 100 % garantieren, dass man sich nicht bei einer infizierten Person ansteckt.

Die Eigenschaften der am häufigsten verwendeten Atemschutzmasken sind in der Tabelle auf Seite 56/57 dargestellt. Hierbei gilt: Die partikelfiltrierenden Halbmasken werden in Europa nach dem FFP-System (FFP1 bis FFP3), in den USA und anderen Ländern nach dem NIOSH-System unterschieden (z. B. NIOSH N95).

47. Was bedeuten die Kennzeichnungen FFP1 bis FFP3 oder KN95 bzw. N95?

Diese Art Masken sind im Gegensatz zu einem Mund-Nasen-Schutz so aufgebaut, dass sie sich dem Gesicht besser anpassen, also enger anliegen. Schon allein dadurch können sie Partikel besser filtern.

In Europa gilt die Normierung der Masken nach den Stufen FFP1 bis FFP3. All diese Masken halten Partikel ab einer Größe von 0,6 µm ab. Während FFP1-Masken bis zu 25 % durchlässig sein dürfen, gelten hier Grenzwerte von 11 % für FFP2-Masken bzw. 2–5 % für FFP3-Masken. Die Schutzwirkung liegt für FFP2-Masken bei 95 %, für FFP3-Masken bei 99 %. Wenn sich eine Person schützen muss, die in engem Kontakt zu einem z. B. mit dem SARS-Virus Infizierten steht, empfehlen die Experten eine FFP2- oder FFP3-Atemschutzmaske. Dies gilt für medizinisches Personal und Pflegekräfte in Kliniken ebenso wie für Personen, die zu Hause einen Patienten mit COVID-19 versorgen.

In den USA (und vielen anderen außereuropäischen Ländern) wird für die Normierung der Masken das NIOSH-System verwendet. Hier ist eine übliche Maske die N95-Atemschutzmaske. „N“ bedeutet „nichtölbasierte Anwendungen“ und eine N95-Maske kann zum Schutz gegen nichtölbasierte gelöste Partikel genutzt werden. Die Zahl 95 bezieht sich darauf, dass die Filtrationseffizienz nicht weniger als 95 % beträgt, was darauf hinweist, dass dieses Atemschutzgerät, wie durch sorgfältige Tests bewiesen wurde, mindestens 95 % der sehr kleinen (0,3 µm) Partikel blockiert.

Richtig getragen, ist die Filtrationseffizienz von N95 den normalen und chirurgischen Masken überlegen. Doch selbst wenn Sie sie wie angegeben tragen, schließt sie ein Infektionsrisiko nicht zu 100 % aus.

KN95 ist eine der in der chinesischen Norm GB 2626 2006 festgelegten Bewertungen, während N95 dem amerikanischen Standard 42 CFR 84 entspricht. Die technischen Anforderungen und Testmethoden dieser beiden Bewertungen sind im Wesentlichen gleich, und beide haben nach ihren jeweiligen Standards eine Filtereffizienz von 95 %.

48. Wie wähle ich die richtige Maske?

Den besten Schutz bieten partikelfiltrierende Atemschutzmasken (FFP bzw. N95), aber auch ein Mund-Nasen-Schutz (OP-Maske, chirurgischer Mundschutz) ist wirksam gegenüber vielen üblichen Krankheitserregern.

Partikelfiltrierende Atemschutzmasken gibt es in zwei Ausführungen, nämlich mit oder ohne Atemventil. Während Masken ohne Ventil das Atmen für Menschen mit chronischen Atemwegserkrankungen, Herzkrankheiten oder anderen Krankheiten mit Atembeschwerden erschweren können, können Atemschutzmasken mit Atemventilen das Atmen erleichtern und dabei helfen, dass sich mit der Ausatemluft nicht so viel Wärme unter der Maske aufstaut.

Diese Atemschutzmasken mit oder ohne Atemventil haben die gleiche Schutzfunktion für den Träger. Allerdings können N95-Atemschutzmasken mit Atemventilen Personen in der Nähe eines infizierten Trägers nicht schützen. Daher sollten Träger des Virus solche Atemschutzmasken ohne Atemventile tragen, um die Verbreitung des Virus zu verhindern. Um die Sterilität in der Umgebung zu erhalten, werden also Atemschutzmasken mit Atemventilen nicht empfohlen, da der Träger Bakterien oder Viren ausatmen kann.

49. Wie wird eine Atemschutzmaske richtig aufgesetzt, verwendet und abgenommen?

1. Nachdem Sie die Vorderseite, Rückseite, Ober- und Unterseite der Maske identifiziert haben, waschen Sie sich vor dem Tragen der Maske die Hände. Achten Sie darauf, dass die Maske Ihre Nase und Ihren Mund bedeckt und eng am Gesicht anliegt, um einen geschlossenen Raum zu bilden, sodass die Luft durch die Maske hinausströmt, aber nicht durch die Lücken um sie herum. Legen Sie dann die Ohrschleifen um die Ohren.
2. Außer der Vorder- und Rückseite hat die Maske auch einen biegsamen Streifen am oberen Rand. Wenn Sie die Maske tragen, achten Sie darauf, dass die Vorderseite nach außen zeigt und dass der biegsame Streifen am oberen Rand um die Nase herum richtig angelegt ist.

3. Waschen Sie sich vor dem Abnehmen der Maske gründlich die Hände. Schieben Sie die Vorderseite der Maske mit einer Hand vom Gesicht herunter, während Sie die Ohrschlaufen festhalten, und nehmen Sie sie mit der anderen Hand von den Ohren. Falten Sie die Maske mit der Rückseite nach innen. Wenn die Rückseite nicht kontaminiert ist, ist eine begrenzte Wiederverwendung zulässig.

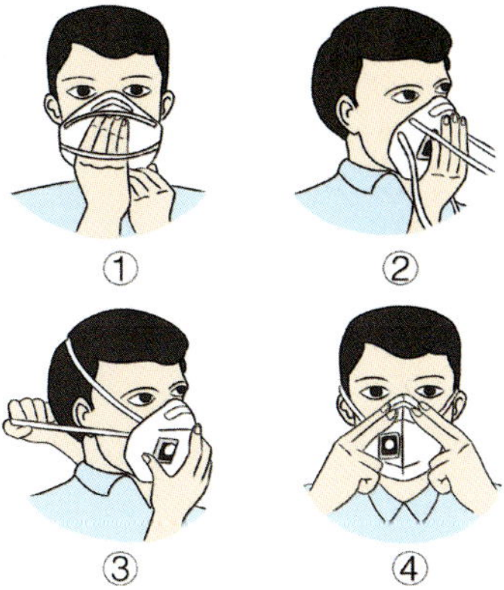

50. Wie oft sollte eine Atemschutzmaske ersetzt werden?

Alle Atemschutzmasken haben eine begrenzte Schutzwirkung und müssen in den folgenden Fällen regelmäßig ersetzt werden:

- wenn es schwierig ist, durch die Maske zu atmen,
- wenn die Maske beschädigt ist,
- wenn sich die Maske nicht eng anliegend an die Gesichtskontur anpasst,
- wenn die Maske durch Blut oder feuchte Atemluft kontaminiert ist,
- nach dem Kontakt mit einem oder dem Verlassen der Isolierstation eines Patienten, der mit einer infektiösen Krankheit infiziert ist und bei dem strenge Hygienevorschriften einzuhalten sind (d. h., die Maske wurde kontaminiert).

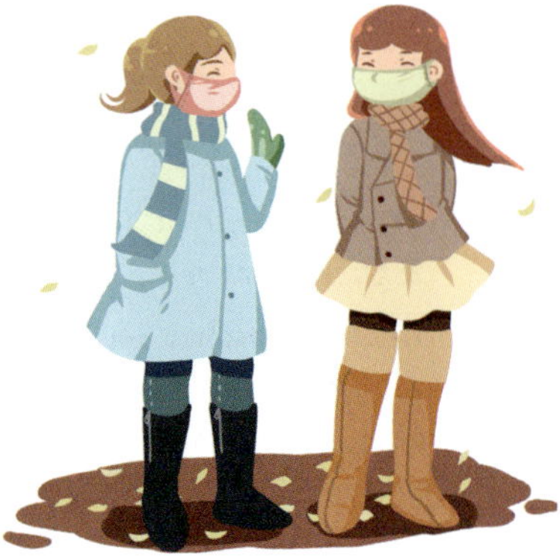

Partikelfiltrierende Atemschutzmasken können teilweise mehrere Stunden lang getragen werden, ohne ihre Funktion wesentlich zu verschlechtern. Manche lassen sich sogar noch ein zweites Mal verwenden (beachten Sie hierfür die Beschreibung des jeweiligen Produkts). Demgegenüber ist ein einfacher Mund-Nasen-Schutz in der Regel nur kurz verwendbar und zum Einmalgebrauch bestimmt.

Grundsätzlich aber gilt: Ist eine Maske sichtbar verschmutzt oder beschädigt (z. B. zerknittert oder eingerissen) oder deutlich feucht geworden, sollte sie weggeworfen und ausgetauscht werden. Dies gilt auch, wenn die Maske verrutscht ist und/oder der Träger versehentlich daran manipuliert hat.

51. Wie kann ich verhindern, dass meine Brille wegen der Atemschutzmaske beschlägt?

Um zu verhindern, dass die Brille beim Tragen einer Maske beschlägt, waschen Sie bitte Ihre Hände, bevor Sie die Maske berühren. Stellen Sie zudem sicher, dass Sie die Maske in der richtigen Ausrichtung tragen und sie sich an Ihr Gesicht anpasst, um eine geschlossene Umgebung zu bilden, die es der Luft ermöglicht, durch die Maske und nicht durch die Lücken um sie herum zu strömen.

52. Welche Atemschutzmasken eignen sich für besondere Personengruppen?

1. Schwangere Frauen sollten Masken wählen, die ihnen angenehm erscheinen. Sie sollten sich von ihrem Arzt diesbezüglich beraten lassen.
2. Ältere Menschen und Patienten mit chronischen Krankheiten sollten sich ebenfalls von ihrem Arzt darüber informieren lassen, welche Atemschutzmaske sich für sie eignet da dies auch von den jeweiligen Krankheiten und dem Gesundheitszustand abhängt. Beispielsweise können sich Patienten mit Herz- und Lungenkrankheiten beim Tragen einer Maske unwohl fühlen bzw. kurzatmig werden, und es kann sogar ihre Erkrankungen verschlimmern.

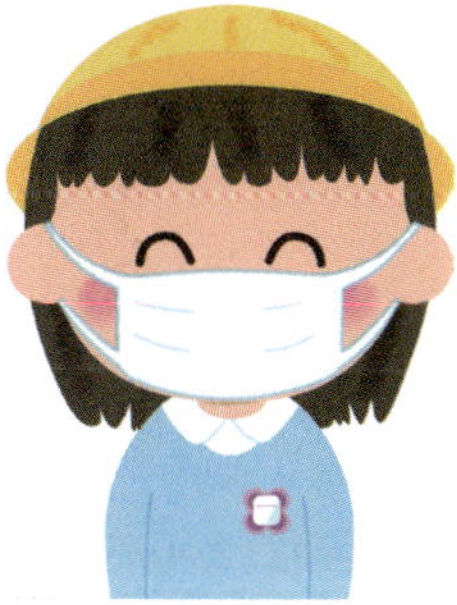

3. Da das Gesicht von Kindern im Allgemeinen kleiner ist, wird empfohlen, dass Kinder Masken tragen, die speziell für Minderjährige hergestellt werden.

Grundsätzlich empfiehlt das Robert Koch-Institut, im Falle einer Erkrankung in der Öffentlichkeit einen Mund-Nasen-Schutz zu tragen. Damit kann das Risiko einer Ansteckung anderer Personen durch Tröpfchen, welche beim Husten oder Niesen entstehen, verringert werden. Für die optimale Wirksamkeit ist es wichtig, dass der Mund-Nasen-Schutz korrekt sitzt (d.h. eng anliegend getragen wird), bei Durchfeuchtung gewechselt wird und dass während des Tragens keine Manipulationen daran vorgenommen werden.

Hingegen gibt es keinen hinreichenden Beweis dafür, dass sich das Ansteckungsrisiko für eine gesunde Person deutlich verringert, wenn diese einen Mund-Nasen-Schutz trägt.

53. Warum ist das Händewaschen wichtig, um Atemwegserkrankungen vorzubeugen?

Die Hände spielen eine wichtige Rolle bei der Übertragung von Viren, die durch Wasser, Lebensmittel, Blut oder Blutprodukte, Atemwegströpfchen, Verunreinigung durch Stuhl sowie durch direkte oder indirekte Berührung übertragen werden. Studien zeigen, dass richtiges Händewaschen eine der wirksamsten Maßnahmen zur Verhinderung von Durchfall und Atemwegsinfektionen ist.

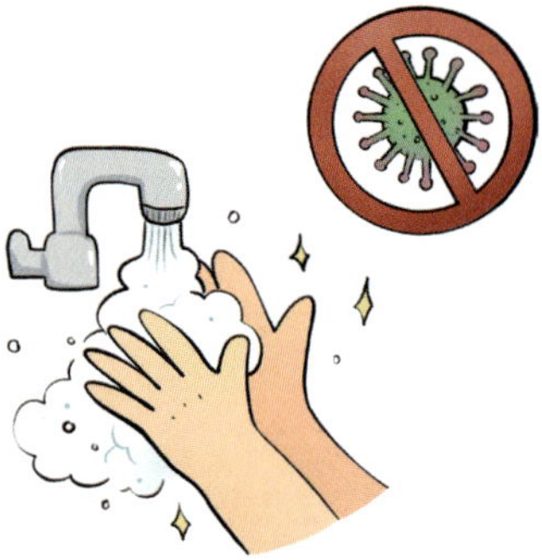

54. Wie wasche ich mir richtig die Hände?

Schritt 1: Verwenden Sie Seife und reiben Sie Ihre Handflächen mit verschränkten Fingern aneinander.

Schritt 2: Legen Sie eine Handfläche auf die Rückseite der anderen Hand und reiben Sie Ihre Finger ein. Wechseln Sie die Hände.

Schritt 3: Waschen Sie gründlich zwischen Ihren Fingern.

Schritt 4: Reiben Sie die Fingerrücken gegen die Handflächen. Wiederholen Sie diesen Schritt mit der anderen Hand.

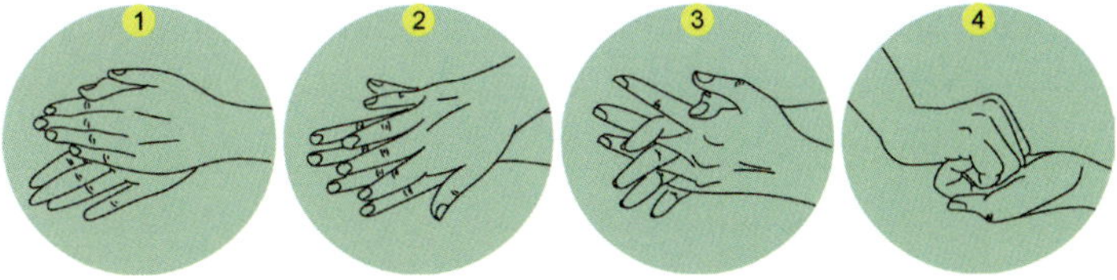

Schritt 5: Reiben Sie Ihren Daumen mit der anderen Hand ab. Wiederholen Sie diesen Schritt mit dem anderen Daumen.

Schritt 6: Reiben Sie Ihre Fingerspitzen an der Innenfläche der anderen Hand.

Schritt 7. Reiben Sie das Handgelenk einer Hand mit der anderen Hand und drehen Sie es dabei einmal ganz herum. Machen Sie dasselbe mit der anderen Hand.

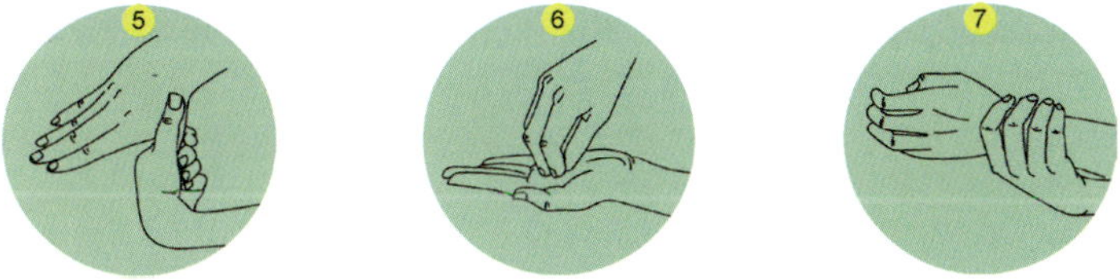

Um ein optimales Ergebnis zu erhalten, führen Sie jeden der oben genannten Schritte mindestens 5-mal aus, und spülen Sie schließlich Ihre Hände unter fließendem Wasser ab.

55. In welchen Alltagssituationen ist die Handhygiene besonders wichtig?

1. Wenn Sie beim Husten oder Niesen die Hand benutzen.
2. Nach der Pflege eines Patienten.
3. Vor, während und nach der Zubereitung von Speisen.

4. Vor dem Essen.
5. Nach dem Toilettengang.
6. Nach dem Berühren von Tieren.
7. Nach dem Berühren von Aufzugknöpfen und Türgriffen oder -knöpfen.
8. Wenn Sie von draußen nach Hause kommen.

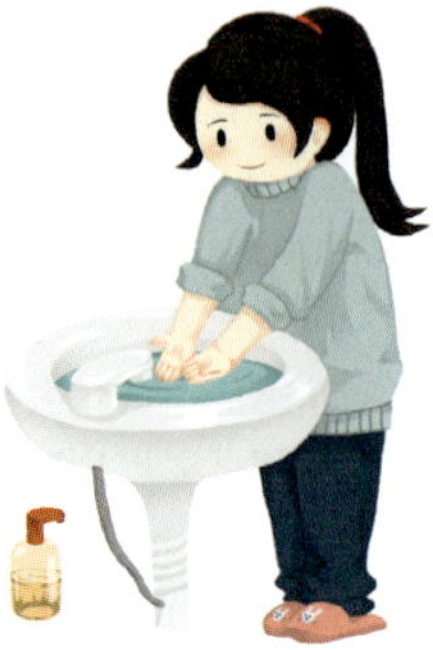

56. Was kann ich tun, wenn kein sauberes Wasser zur Verfügung steht?

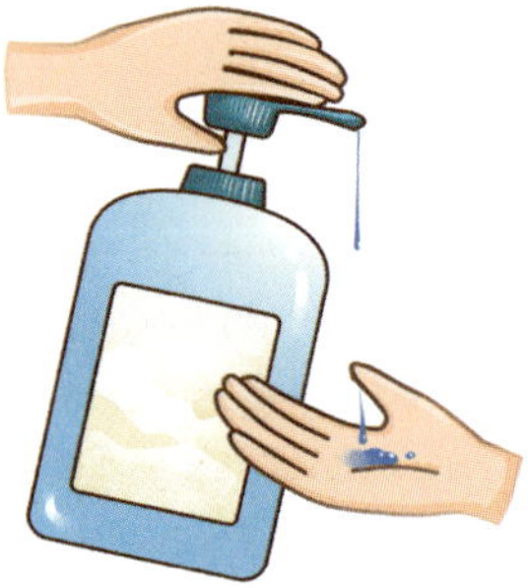

Sie können Ihre Hände mit einem alkoholbasierten Handdesinfektionsmittel säubern. Coronaviren sind empfindlich gegenüber organischen Lösungs- und Desinfektionsmitteln. 75%iger Alkohol kann das Virus inaktivieren, daher können alkoholhaltige Desinfektionsmittel mit absoluter (100%iger) Konzentration als Alternative zum Händewaschen mit Seife und fließendem Wasser verwendet werden.

57. Wirkt das Händewaschen mit Seife und sauberem Wasser gegen Coronaviren?

Ja, das tut es. Häufiges Händewaschen ist eine der wirksamsten Maßnahmen zur Verhinderung von Virusinfektionen wie Rhinoviren und Coronaviren. Durch das Abreiben der Hände mit Seife

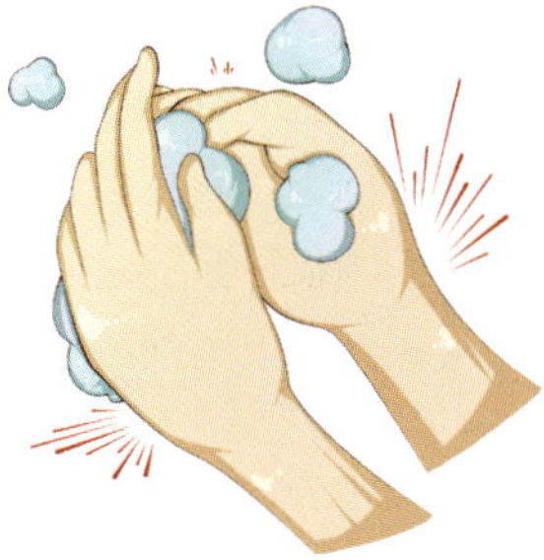

und Wasser können Schmutz und Mikroorganismen auf der Haut wirksam entfernt werden, und das Abspülen der Seife unter fließendem Wasser kann Hautreizungen lindern. Daher empfehlen führende Organisationen in Europa sowie das Chinese Center for Disease Control and Prevention, die Weltgesundheitsorganisation und die Centers for Disease Control and Prevention der Vereinigten Staaten, die Hände gründlich mit Seife und fließendem Wasser zu waschen.

58. Kann 75%iger Alkohol das Risiko einer COVID-19-Infektion verringern?

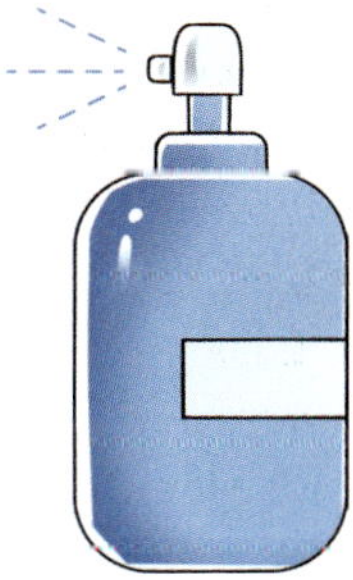

Ja. Coronaviren sind empfindlich gegenüber organischen Lösungs- und Desinfektionsmitteln. 75%iger Alkohol, Chloroform, Formaldehyd, chlorhaltige Desinfektionsmittel, Peressigsäure und ultraviolette Strahlung können das Virus inaktivieren. Daher kann das Abwischen von Händen und Mobiltelefonen mit Alkohol einer Ansteckung mit COVID-19 vorbeugen.

59. Wie können Sie sich selbst schützen, wenn Sie einen Patienten mit COVID-19 zu Hause haben?

1. Isolieren Sie den Patienten räumlich von den übrigen Familienmitgliedern und halten Sie einen Abstand von mindestens ein bis zwei Meter ein.

2. Tragen Sie bei der Betreuung des Patienten eine Atemschutzmaske. Entsorgen Sie die Maske nach jedem Gebrauch.
3. Waschen Sie sich nach dem Kontakt mit dem Patienten gründlich die Hände mit Seife. Der Wohnraum des Patienten sollte gut gelüftet werden.

60. Müssen Verdachtsfälle mit leichten Symptomen zu Hause isoliert werden?

Ja. Bei unzureichenden Behandlungskapazitäten empfiehlt die WHO, dass Patienten mit leichten Symptomen (niedriges Fieber, Husten, Niesen und asymptomatische Halsschmerzen) und ohne chronische Krankheiten (wie Lungen- oder Herzerkrankungen, Nierenversagen oder Immunkrankheiten) zu Hause unter Quarantäne gestellt werden. Das Robert Koch-Institut empfiehlt für Personen, bei denen ein Verdacht auf COVID-19 besteht, eine Isolierung zu Hause unter folgenden Bedingungen: Die Betroffenen haben nur leichte Beschwerden und leiden nicht an chronischen Krankheiten, und zu Hause stehen ein eigenes Zimmer, ggf. eine unterstützende Person sowie regelmäßiger ärztlicher Kontakt zur Verfügung.

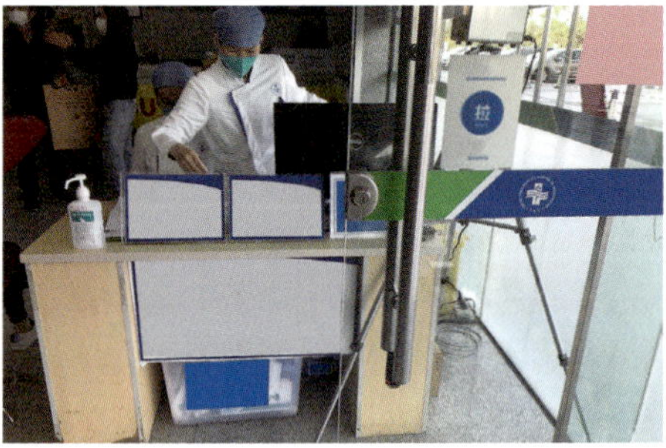

Ist eine Person an COVID-19 erkrankt, dann ist grundsätzlich eine Therapie in einer Klinik anzustreben. Jedoch kann auch hier in Absprache mit dem Arzt und dem Gesundheitsamt eine Unterbringung und Betreuung zu Hause stattfinden. Die Voraussetzungen hierfür sind wie oben genannt.

Anmerkungen:

1. Während der Heimquarantäne muss der Patient bis zu seiner vollständigen Genesung mit medizinischem Fachpersonal (Hausarzt, behandelndem Arzt) in Kontakt bleiben.
2. Das medizinische Fachpersonal muss die Entwicklung der Symptome überwachen, um den Zustand des Patienten zu beurteilen.
3. Patienten und Familienangehörige sollten angemessene Hygienemaßnahmen anwenden und medizinische Pflege, Präventionsanweisungen und ebenfalls eine ständige Überwachung erhalten.

Sicherheitshinweis: Die Entscheidung, ob ein Patient zu Hause unter Quarantäne gestellt wird, erfordert eine sorgfältige Bewertung der Sicherheits- und Gesundheitsrisiken, die mit der häuslichen Pflege verbunden sind. Dies wird Ihr Arzt mit Ihnen besprechen.

61. Wie sollte die Quarantäne für vermutete Infektionen zu Hause ablaufen?

1. Der Patient sollte in einem gut belüfteten Einzelzimmer untergebracht werden.
2. Die Anzahl der Pflegenden sollte beschränkt sein. Es ist besser, eine Person zu bestimmen, die bei guter Gesundheit ist und keine chronischen Krankheiten hat, um sich um

den Patienten zu kümmern. Andere Besuche sollten strikt vermieden werden.

3. Familienmitglieder des Patienten sollten in anderen Zimmern wohnen oder zumindest mehr als ein bis zwei Meter Abstand zum Patienten halten. Stillende Mütter können ihre Babys weiterhin stillen.
4. Der Patient sollte sich nur wenig in der Wohnung bewegen, und die gemeinsam mit anderen Familienmitgliedern genutzten Bereiche sollten auf ein Minimum reduziert werden. Stellen Sie sicher, dass die gemeinsamen Bereiche (Küche, Bad usw.) stets gut gelüftet sind.
5. Tragen Sie eine Maske, wenn Sie sich mit dem Patienten im selben Raum aufhalten. Die Maske sollte eng am Gesicht anliegen. Vermeiden Sie es, die Maske mit schmutzigen Händen zu berühren oder ihren Sitz anzupassen. Tauschen Sie die Maske sofort aus, wenn sie kontaminiert ist. Waschen Sie sich nach dem Abnehmen der Maske die Hände.

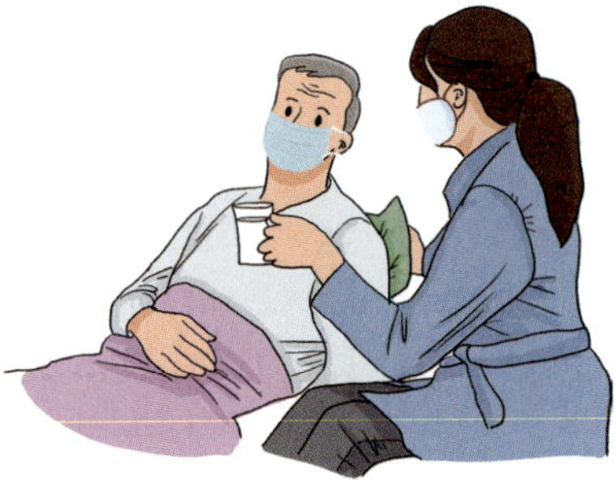

6. Waschen Sie sich die Hände, wenn Sie direkten Kontakt mit dem Patienten hatten bzw. das Zimmer des Patienten betreten oder verlassen haben. Waschen Sie sich die Hände vor und nach der Zubereitung von Speisen, vor dem Essen, nach dem Toilettengang und wenn Ihre Hände schmutzig aussehen. Wenn die Hände nicht sichtbar verschmutzt sind, reinigen Sie sie mit einem Handdesinfektionsmittel; wenn

die Hände sichtbar verschmutzt sind, waschen Sie sie mit Wasser und Seife.

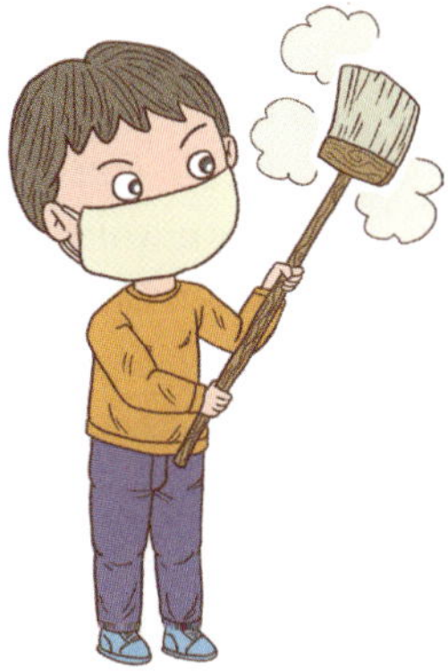

7. Nach dem Waschen der Hände mit Wasser und Seife sollten Einwegpapiertücher zum Händetrocknen verwendet werden. Wenn diese nicht zur Verfügung stehen, wischen Sie sie mit einem sauberen und trockenen Textilhandtuch ab und ersetzen Sie es, sobald es nass ist.
8. Achten Sie auf angemessene Hygienemaßnahmen, die sogenannte Husten- und Niesetikette (verwenden Sie Taschentücher oder den Ellenbogen, um den Mund beim Husten oder Niesen zu bedecken, und waschen Sie sich sofort nach dem Husten oder Niesen die Hände).
9. Desinfizieren und entsorgen Sie alle Gegenstände, die zum Abdecken von Nase und Mund verwendet werden, oder waschen Sie sie nach dem Gebrauch in angemessener Weise (mindestens bei 60 °C in der Waschmaschine).
10. Vermeiden Sie den direkten Kontakt mit Tröpfchen menschlichen Ursprungs, insbesondere mit Mund- oder Atemwegssekreten, und vermeiden Sie unbedingt jeden direkten Kontakt mit dem Stuhl des Patienten.
11. Tragen Sie bei der Reinigung des Mundes und der Atemwege von Patienten sowie bei der Handhabung von Kot und Urin des Patienten Handschuhe. Entsorgen Sie die Handschuhe sorgfältig.
12. Vermeiden Sie direkten Kontakt mit dem Patienten oder mit Gegenständen, die vom Patienten berührt wurden, wie z. B. Zahnbürsten, Geschirr, Lebensmittel, Getränke, Hand-

tücher, Badetücher, Bettlaken, Türklinken usw. Waschen Sie Geschirr in der Spülmaschine bzw. unter sehr heißem Wasser oder entsorgen Sie Plastikgeschirr nach dem Gebrauch.

13. Verwenden Sie Haushaltsdesinfektionsmittel, um Gegenstände, die häufig berührt werden, regelmäßig zu reinigen und zu desinfizieren (z. B. Türklinken, Beistelltische, Bettrahmen und andere Schlafzimmermöbel). Achten Sie beim Kauf von Desinfektionsmitteln mindestens auf die Bezeichnung „begrenzt viruzid". Reinigen und desinfizieren Sie die Oberflächen von Badezimmer und Toilette mindestens einmal täglich.

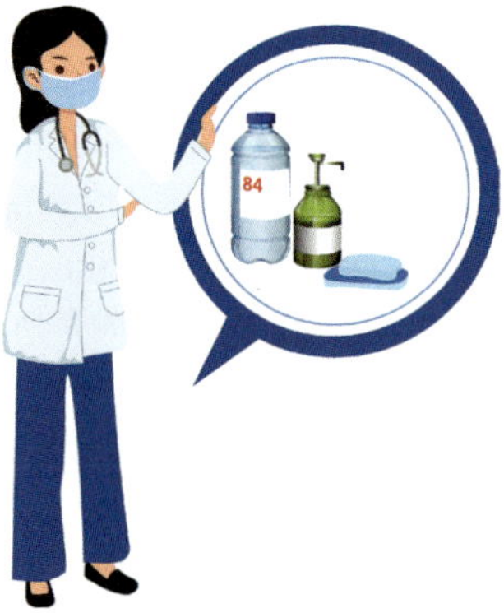

14. Waschen Sie Kleidung, Bettlaken, Badetücher, Handtücher usw. des Patienten in der Waschmaschine bei 60 bis 90 °C mit normalem Haushaltswaschmittel und lassen Sie sie dann vollständig trocknen. Waschen Sie kontaminierte Bettwäsche in Wäschesäcken. Schütteln Sie kontaminierte Kleidung nicht aus, um einen direkten Kontakt von Haut und Kleidung zu vermeiden.
15. Tragen Sie Einweghandschuhe und Schutzkleidung (z. B. eine Plastikschürze), bevor Sie Kleidung, Bettzeug und Oberflächen, die durch menschliche Sekrete kontaminiert sind, reinigen oder berühren. Waschen Sie sich vor dem Anziehen der Handschuhe und nach dem Entfernen der Handschuhe die Hände.

16. Der Patient sollte bis zu seiner vollständigen Genesung zu Hause bleiben. Die Entscheidung, ob der Patient wieder gesund ist, erfordert eine klinische und/oder Labordiagnose (rRT-PCR-Tests sollten mindestens zweimal durchgeführt werden und bei beiden Durchgängen negative Ergebnisse liefern; der Abstand zwischen zwei aufeinanderfolgenden Tests sollte mindestens 24 Stunden betragen).

62. Was sollte ich tun, wenn ich in engem Kontakt mit COVID-19-Patienten stehe?

Überwachung enger Kontakte: Alle Personen (einschließlich medizinischer Fachkräfte, die keine Schutzkleidung getragen haben), die möglicherweise mit einem Verdachtsfall in Kontakt standen, sollten 14 Tage lang unter medizinische Beobachtung gestellt werden. Die Beobachtung beginnt ab dem letzten Tag des Kontakts mit dem Patienten. Nehmen Sie telefonisch Kontakt zu Ihrem Arzt auf, sobald bei Ihnen Symptome, insbesondere Fieber, Atemwegsbeschwerden wie Husten, Atemnot oder Durchfall, auftreten. Während des Beobachtungszeitraums sollten betroffene Personen mit medizinischem Fachpersonal in engem Kontakt stehen.

Das medizinische Fachpersonal sollte betroffene Personen im Voraus darüber informieren, wo sie medizinische Hilfe in Anspruch nehmen können, welche Transportmöglichkeiten am ehesten zu empfehlen sind, wann und wo ein bestimmtes Krankenhaus aufzusuchen ist

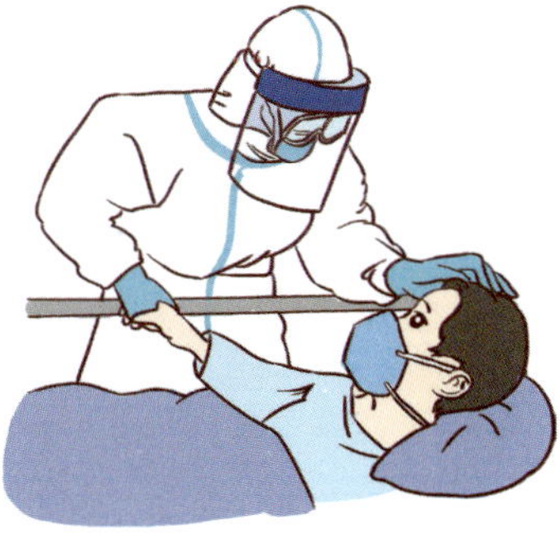

und welche Maßnahmen zur Infektionskontrolle ergriffen werden können, falls Symptome auftreten. Die Empfehlungen lauten für erkrankte Patienten oder Verdachtsfälle wie folgt:

1. Informieren Sie das Krankenhaus im Voraus und teilen Sie ihm mit, dass eine Kontaktperson mit Symptomen vorstellig werden wird.
2. Tragen Sie auf dem Weg zum Krankenhaus eine chirurgische Maske (Mund-Nasen-Schutz).
3. Vermeiden Sie die Benutzung öffentlicher Verkehrsmittel auf dem Weg zum Krankenhaus. Rufen Sie einen Krankenwagen, oder benutzen Sie ein Privatfahrzeug und versuchen Sie, die Fenster unterwegs offen zu lassen.
4. Personen, die in engem Kontakt mit Patienten stehen, sollten jederzeit angemessene Atemwegsschutzmaßnahmen aufrechterhalten und ihre Hände häufig waschen. Halten Sie sich von anderen Personen fern (mindestens 1–2 Meter Abstand), während Sie sich im öffentlichen Raum (auf der Straße oder im Krankenhaus) aufhalten.
5. Personen, die in engem Kontakt mit Patienten und deren Betreuern stehen, sollten ihre Hände ordnungsgemäß waschen.
6. Alle Flächen, die auf dem Weg zum Krankenhaus mit Atemwegssekreten oder Körperflüssigkeiten kontaminiert wurden, sollten mit geeigneten Desinfektionsmitteln gereinigt und desinfiziert werden.

63. Wie können Infektionen im Krankenhaus vermieden werden?

Das medizinische Fachpersonal muss die Standards für Hygiene und Infektionskontrolle in Gesundheitseinrichtungen sowie die medizinischen Verfahrensprotokolle strikt befolgen, um die Übertragungsrisiken zu verringern. Die Infektionsgefahr im Krankenhaus lässt sich durch gute persönliche Schutzmaßnahmen und Handhygiene, Umgebungsdesinfektion und Abfallmanagement verringern.

Voruntersuchungs- und Ersterfassungsraum/-station: Es sollten schützende Arbeitskleidung, OP-Masken, evtl. eine Schutzbrille usw. getragen werden.

Vor Ambulanz-, Notfall-, Fieberambulanz- und Isolierstation: Das Klinikpersonal sollte bei den täglichen Untersuchungen und Patientenkontakten schützende Arbeitskleidung, OP-Masken, evtl. Schutzbrille usw. tragen; bei Kontakt mit Blut, Körperflüssigkeiten, Sekreten oder Exkrementen sind Latexhandschuhe wichtig; bei Operationen/Maßnahmen, bei denen Aerosol- oder Körperflüssigkeitsspritzer auftreten können (wie z. B. Tracheal-

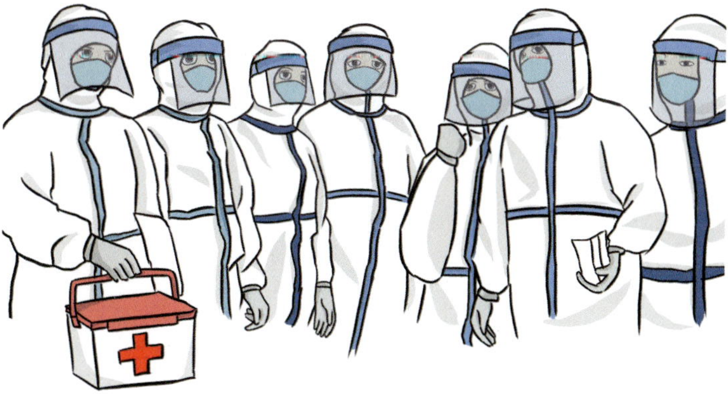

intubation, Atemwegsinterventionen und Sputumabsaugung), geeignete Atemschutzmasken, Gesichtsschutz, Schutzbrille, Latexhandschuhe und undurchlässige Isolationskleidung bzw. Schutzkleidung. Das Besuchskontrollsystem sollte für Patienten auf der Isolierstation strikt umgesetzt werden. Wenn es notwendig ist, einen Patienten zu besuchen, muss das Personal den Besucher über die richtigen persönlichen Schutzmaßnahmen gemäß den entsprechenden Vorschriften aufklären.

64. Warum tragen Ärzte und Pflegende bei der Behandlung von COVID-19-Patienten Schutzkleidung?

1. Ärzte, Pflegende und andere Beschäftigte im Gesundheitswesen sind die wichtigsten Akteure bei der Prävention und Bekämpfung einer Epidemie. Nur wenn sie sich selbst ausreichend schützen, können sie den Patienten angemessen helfen.

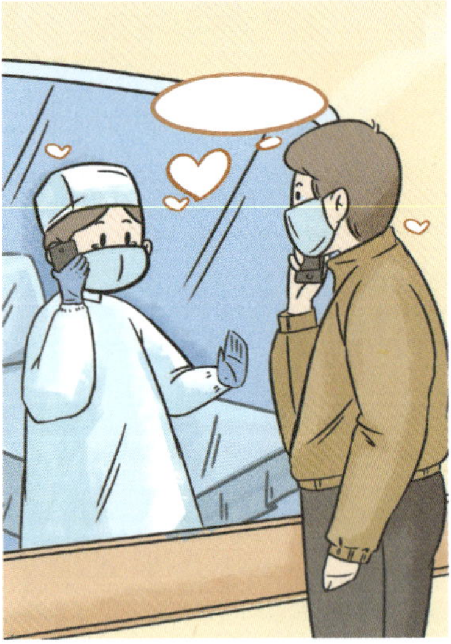

2. Um die Gesundheit und die Sicherheit des medizinischen Personals am Arbeitsplatz zu gewährleisten, damit es in der Lage ist, Verdachtsfälle rechtzeitig und wirksam zu erkennen und retten zu können, müssen die Präventions- und Kontrollmaßnahmen für Infektionen, die im Krankenhaus erwor-

ben werden, auf allen Ebenen der Krankenhäuser sorgfältig befolgt werden.

65. Welche Ausrüstung zum persönlichen Schutz sollten Gesundheitseinrichtungen zur Verfügung stellen?

Die entsprechenden Abteilungen medizinischer Einrichtungen sollten mit den folgenden Artikeln ausgestattet sein: Einweg-OP-Hauben, Einweg-OP-Masken, Antibeschlagbrillen, professionelle medizinische Schutzkleidung, Einweglatexhandschuhe, Einwegschuhüberzüge und geeignete Atemschutzmasken. Je nach spezieller Klinikabteilung sind ggf. noch weitere Materialien notwendig.

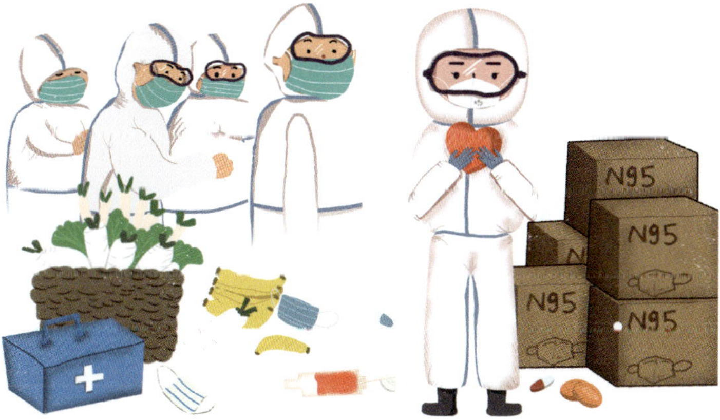

66. Welche Empfehlungen für den Lebensstil gibt es bei einem Ausbruch von COVID-19?

Grundsätzlich trägt ein guter Allgemeinzustand dazu bei, nicht so anfällig gegenüber einer Infektion zu sein oder im Falle einer

Erkrankung schneller wieder zu genesen. Eine ausgewogene Ernährung ist eine wichtige Basis für einen guten Gesundheitszustand.

1. Nehmen Sie täglich eiweißreiche Lebensmittel wie Fisch, Fleisch, Eier, Milch, Hülsenfrüchte und Nüsse zu sich und erhöhen Sie den Konsum dieser Nahrungsmittel im Vergleich zu Ihrer üblichen Ernährung. Meiden Sie rohes Fleisch (insbesondere von Wildtieren, falls Sie sich in Asien/China aufhalten).
2. Essen Sie täglich frisches Obst und Gemüse und erhöhen Sie den Konsum dieser Nahrungsmittel im Vergleich zu Ihrer üblichen Ernährung.
3. Trinken Sie ausreichend Wasser (nicht weniger als 1500 ml pro Tag).
4. Ernähren Sie sich abwechslungsreich, vielfältig und bunt unter Nutzung verschiedener Nahrungsmittelarten und -quellen. Wählen Sie eine ausgewogene, ausreichende Ernährung aus tierischen und pflanzlichen Lebensmitteln.
5. Unterernährten oder älteren Menschen sowie Patienten mit chronischen Krankheiten wird empfohlen, sich ggf. von ihrem Arzt oder einer Ernährungsfachkraft beraten zu lassen.

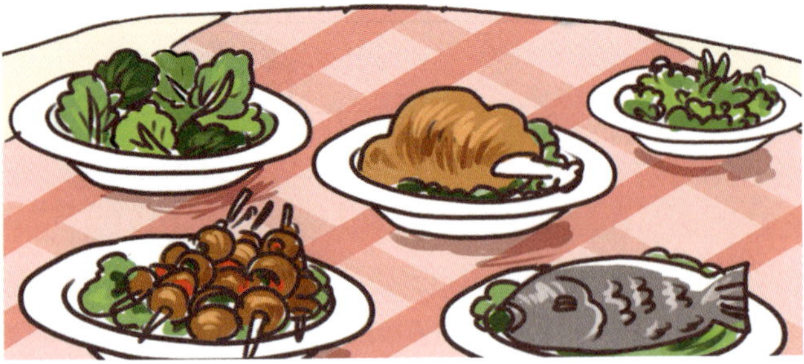

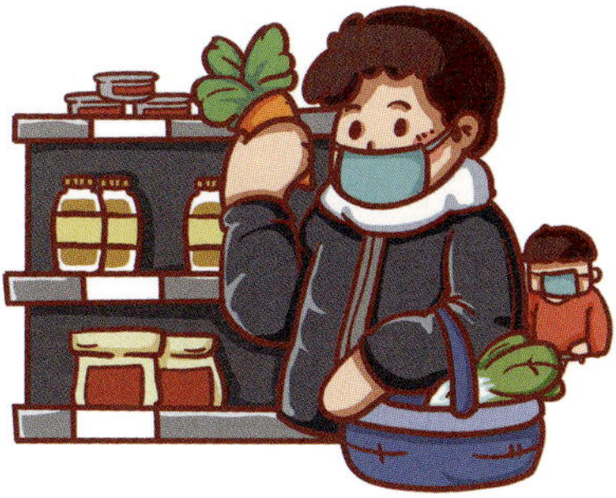

6. Während der Epidemie des neuartigen Coronavirus oder auch während der üblichen Grippesaison sollte auf sehr einschränkende Diäten zur Gewichtsabnahme eher verzichtet werden.
7. Schlafen Sie ausreichend und halten Sie regelmäßige Schlafenszeiten ein. Sie sollten täglich mindestens sieben Stunden schlafen.
8. Zu empfehlen ist körperliche Aktivität von mindestens 30–60 Minuten mehrmals in der Woche. Wurden in Ihrer Gemeinde bereits COVID-19-Fälle bekannt, sollten Sie eine Zeit lang auf Sport in geschlossenen Hallen und mit größeren Gruppen verzichten.

67. Kann man weiterhin wie gewohnt Sport treiben, auch wenn die COVID-19-Pandemie besteht?

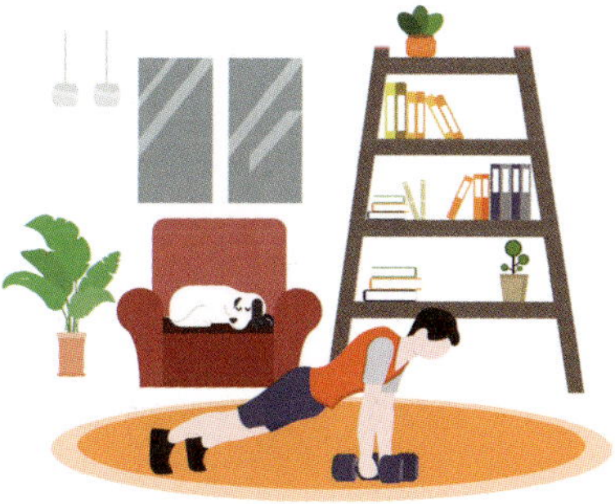

Regelmäßig körperlich aktiv zu sein ist gesund; diese Gewohnheit sollte man also nicht aufgeben, sofern man selbst keine Infektion oder andere Krankheit hat. Zu empfehlen ist jedoch, auf Sport in geschlossenen Räumen mit vielen anderen Menschen und größere Sportereignisse (Wettkämpfe etc.) eher zu verzichten, wenn es in der eigenen Stadt vermehrt zu SARS-CoV-2-Infektionen gekommen ist. Es ist dann sicherer, möglichst draußen joggen zu gehen oder Rad zu fahren.

68. Wie wirken sich Tabak- und Alkoholkonsum auf Ihr Immunsystem aus?

Wenn Sie rauchen, erhöht sich der Nikotingehalt in Ihrem Blutkreislauf. Dies führt zu einer vorübergehenden, aber mit jeder Zigarette wiederkehrenden Minderversorgung mit Sauerstoff (Hypoxie) in den Organen. Die Lunge wird darüber hinaus durch Rauchen chronisch geschädigt; dies beeinträchtigt ihre Funktion und trägt ganz grundsätzlich dazu bei, dass Atemwegsinfektionen eher schlimmer verlaufen als bei Nichtrauchern. Ein übermäßiger Alkoholkonsum reizt den Magen-Darm-Trakt, schädigt die Leber, beeinträchtigt die Gehirnzellen und reduziert damit auch den allgemeinen Gesundheitszustand. Es empfiehlt sich grundsätzlich, das Rauchen aufzugeben und den Alkoholkonsum einzuschränken.

69. Welche Vorsichtsmaßnahmen können zu Hause bezüglich COVID-19 getroffen werden?

1. Sie können das Bewusstsein für Ihre Gesundheit verbessern. Regelmäßige körperliche Aktivität, eine ausgewogene Ernährung sowie ausreichende und regelmäßige Ruhepausen können Ihr Immunsystem stärken.
2. Eine gute persönliche Hygiene: Bedecken Sie Nase und Mund mit einem Taschentuch oder der Ellenbeuge, wenn Sie husten oder niesen. Waschen Sie sich häufig die Hände

und vermeiden Sie es, Ihre Augen, Ihre Nase oder Ihren Mund mit ungewaschenen Händen zu berühren.

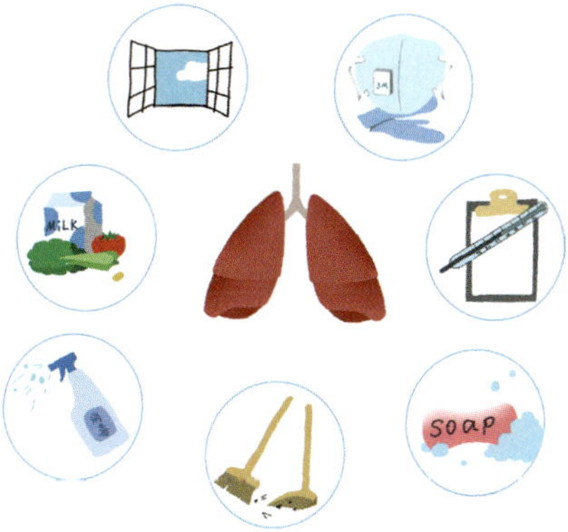

3. Sorgen Sie für hygienische Zustände in Ihrer Wohnung, reinigen Sie Boden und Möbel und Flächen in Küche und Bad ggf. noch regelmäßiger als sonst.
4. Belüftung: Lüften Sie die Räume täglich, um die Luft frisch zu halten.
5. Desinfektion: Wischen Sie regelmäßig den Boden und die Oberflächen der Möbel mit Desinfektionsmitteln. Das neuartige Coronavirus ist empfindlich gegenüber ultravioletten Strahlen und Hitze und kann durch Einwirkung von 75%igem Alkohol, chlorhaltigen Desinfektionsmitteln, Wasserstoffperoxid-Desinfektionsmitteln und 30-minütigem Erhitzen auf 56 °C inaktiviert werden.
6. Vermeiden Sie engen Kontakt mit Personen, die Symptome von Atemwegserkrankungen (wie Fieber, Husten, Niesen usw.) haben.
7. Vermeiden Sie es möglichst, sich in engen und überfüllten Räumen oder öffentlichen Verkehrsmitteln aufzuhalten.
8. Berühren und verzehren Sie kein ungekochtes Fleisch. Berühren Sie keine lebenden oder toten Vögel und Wildtiere und verwende Sie kein frisches Fleisch von Wildtieren.

9. Achten Sie darauf, dass Haustiere geimpft sind, und halten Sie ihren Lebensbereich sauber und sicher.
10. Befolgen Sie Vorsichtsmaßnahmen und -gewohnheiten hinsichtlich der Lebensmittelsicherheit. Essen Sie gründlich gekochtes Fleisch und hart gekochte Eier.
11. Achten Sie auf Ihren Gesundheitszustand. Suchen Sie bei Symptomen wie Fieber, Husten usw. sofort ärztliche Hilfe; falls Sie vermuten, es könne eine Infektion mit SARS-CoV-2 bestehen, nehmen Sie zuerst telefonisch Kontakt auf, bevor Sie in die Arztpraxis gehen.

70. Wie sollte ich meine Räumlichkeiten richtig lüften?

Bei kaltem Wetter sind die Türen und Fenster der Wohnung meist geschlossen, sodass es zu vermehrter Luftverschmutzung kommen kann (z. B. durch das Zubereiten von Nahrung usw.). Deshalb sollten die Fenster mehrmals am Tag für 15–30 Minuten geöffnet werden, um alle Räume gut zu lüften. Natürlich sollte an sehr verkehrsreichen Straßen oder in Gegenden mit höherer Luftverschmutzung vorwiegend dann ausführlich gelüftet werden, wenn die Außenluft sauberer ist.

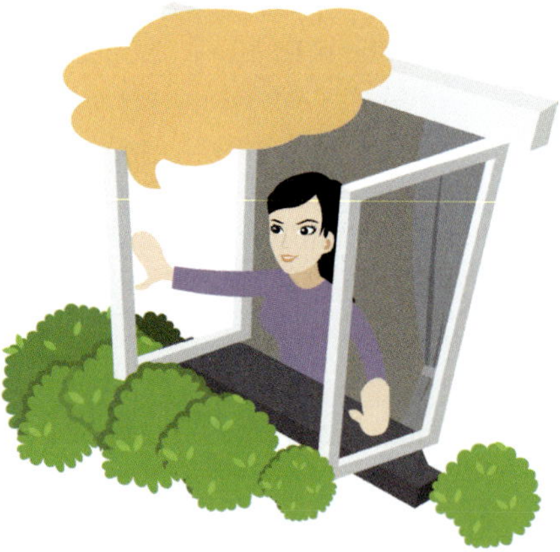

71. Wie kann eine Infektion mit SARS-CoV-2 auf einer Reise verhindert werden?

1. Informieren Sie sich über das Wetter am Zielort und bringen Sie genügend Kleidung mit, um sich warm zu halten.
2. Tragen Sie während einer Reise im Bus, Zug oder Flugzeug evtl. einen Mundschutz und trinken Sie ausreichend Wasser.
3. Ruhen Sie sich während einer Reise regelmäßig aus und essen Sie ausgewogen.
4. Vermeiden Sie längere Aufenthalte an überfüllten Orten.
5. Achten Sie an Flughäfen, Bahnhöfen etc. noch stärker auf die Hygiene als sonst (regelmäßig Hände waschen, nur in ein Tuch/ in die Ellenbeuge niesen oder husten, Abstand von hustenden Personen halten etc.). Benutzen Sie Ihre eigenen Handtücher oder Einweghandtücher, wenn Sie auf öffentliche Toiletten gehen und sich dann die Hände waschen usw.

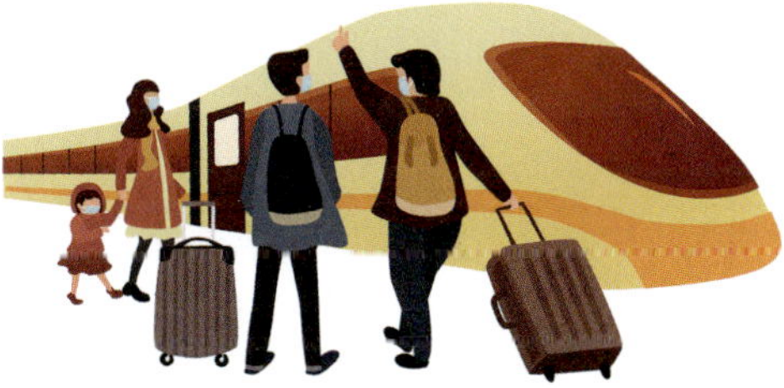

6. Vermeiden Sie den Kontakt mit wilden Tieren, streunenden Katzen und Hunden.
7. Essen Sie nur gekochtes Fleisch, da hohe Temperaturen Viren in der Nahrung wirksam abtöten.
8. Suchen Sie bei Krankheitssymptomen sofort ärztliche Hilfe, und reisen Sie nicht, wenn Sie krank sind.

72. Wie sollte man sich bei geplanten (Auslands-)Reisen verhalten?

Das Auswärtige Amt in Deutschland rät vor Reisen in besonders von COVID-19 betroffene Gebiete ab. Personen, die sich als Ausländer in betroffenen Gebieten aufhalten, wird geraten, eine vorzeitige Ausreise in Erwägung zu ziehen. Die aktuellen Risikogebiete können auf der Website des Auswärtigen Amtes eingesehen werden:
https://www.auswaertiges-amt.de/de/ReiseUndSicherheit/covid-19/2296762

Falls Sie also eine Reise planen, ist es ratsam, sich zuvor zu informieren, ob das Ziel als Risikogebiet gilt. Wer beispielsweise aus solchen Risikogebieten wieder nach Deutschland einreist, kann vom Arbeitgeber aufgefordert werden, erst einmal 14 Tage zu Hause zu bleiben. Flugreisende aus diesen Ländern werden bei der Ankunft in Deutschland überprüft.

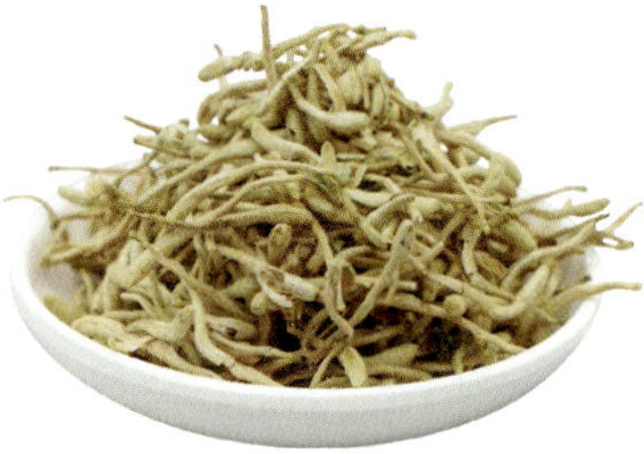

Je nach den offiziellen Richtlinien im Ausland ist es zudem möglich, dass Einreisende aus bestimmten Ländern dort sofort nach der Ankunft 14 Tage in Quarantäne gehen müssen. Zudem kann es passieren, bei einer bestätigten Infektion mit SARS-CoV-2 etwa in einem Hotel im Ausland oder auf einem Kreuzfahrtschiff verpflichtet zu werden, das Hotel bzw. Schiff für einige Zeit nicht zu verlassen.

73. Wie kann man sich mental auf einen Ausbruch von COVID-19 vorbereiten?

1. Überprüfen Sie Ihre Einstellung und betrachten Sie COVID-19 aus wissenschaftlicher Sicht. In den ersten Tagen des Ausbruchs war das Wissen über die Risiken und die Prävention von COVID-19 noch begrenzt, was in der Öffentlichkeit ein Gefühl von Angst und Panik ausgelöst hat, welches durch Gerüchte noch verstärkt wurde.
2. Akzeptieren Sie aber auch Ihre Ängste und Befürchtungen. Angesichts einer unbekannten Epidemie können nur wenige Menschen ruhig bleiben. Die erhöhte Anzahl der bestätigten Fälle kann dazu führen, dass man den Eindruck bekommt, das neue Virus sei überall präsent und unvermeidbar, was zu Angst und Unsicherheit führen kann. Das ist ganz natürlich.
   Akzeptieren Sie den Stand der Dinge und fühlen Sie sich nicht schlecht, wenn Sie Angst haben.

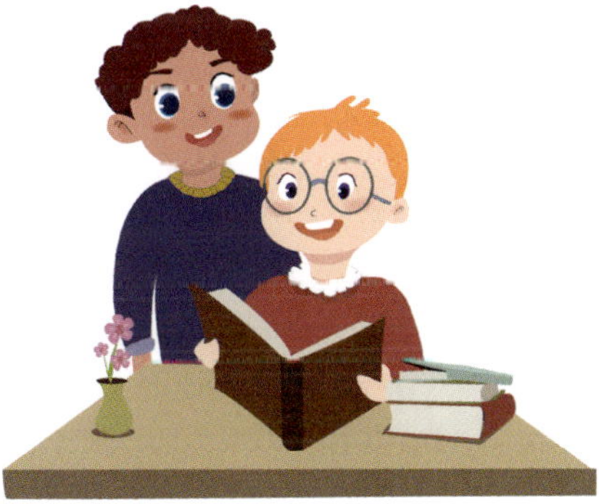

3. Behalten Sie weiterhin einen regelmäßigen und gesunden Lebensstil bei: Ausreichender Schlaf, eine gesunde, ausgewogene Ernährung aus verschiedenen Nahrungsmittelgruppen, eine regelmäßige Arbeitsroutine, die von der Epidemie ablenken kann, und ein moderates Bewegungsprogramm können helfen.

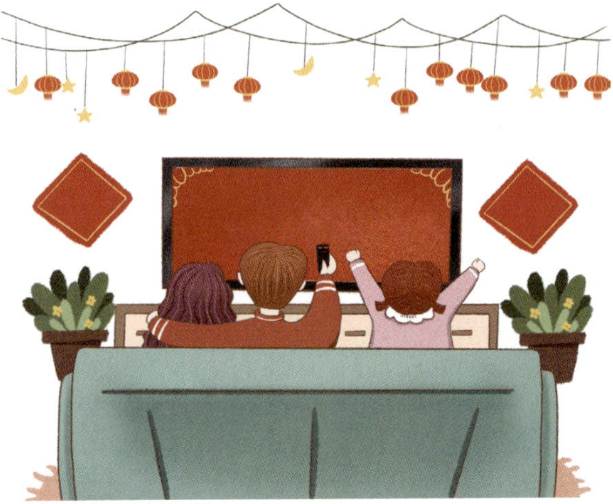

4. Lassen Sie Ihren Gefühlen ruhig freien Lauf, wenn Sie es für nötig halten. Ein Gespräch mit Ihrem Arzt oder auch Freunden über die Situation kann ebenfalls hilfreich sein.
5. Entspannen Sie sich und lassen Sie sich auf Ihre Gefühle ein. Entspannungstechniken können Ihnen helfen, Ihre negativen Emotionen wie Anspannung, Depression und Angst in den Griff zu bekommen, wenn Sie damit Probleme haben. Es gibt viele Möglichkeiten zum Entspannen, und der Schlüssel zu einer erfolgreichen Entspannung ist das Verständnis der Grundprinzipien, der Techniken und viel Übung:
   - Entspannung durch Visualisierung: Atmen Sie während des gesamten Prozesses langsam, gleichmäßig und tief ein und fühlen Sie, wie warme Energie durch Ihren Körper fließt, wenn Sie ein Visualisierungsprogramm zur Entspannung durchführen.
   - Muskelentspannung: Entspannen Sie nacheinander Ihre Arme, Ihren Kopf, Ihren Rumpf und Ihre Beine. Führen

Sie die Übung in einer ruhigen Umgebung bei schwachem Licht durch und minimieren Sie sensorische Reize. Ein einfacher Entspannungszyklus in fünf Schritten besteht aus: Aufmerksamkeit fokussieren → Anspannung der Muskeln → Aufrechterhalten der Spannung → Lösen der Spannung → Entspannen der Muskeln.

- Entspannung durch tiefes Atmen: Dies ist die einfachste Art der Entspannung, die in jeder Situation, in der Sie sich nervös fühlen, angewendet werden kann. Schritte: Stehen Sie gerade, lassen Sie Ihre Schultern natürlich nach unten fallen, schließen Sie leicht die Augen und atmen Sie dann tief ein und langsam aus. In der Regel dauert es nur wenige Minuten, bis Sie sich etwas entspannter fühlen.

6. Suchen Sie professionelle Hilfe, falls evtl. bereits bestehende Ängste durch die Sorge wegen SARS-CoV-2 noch verstärkt auftreten. Suchen Sie eine Beratungsstelle oder medizinische Behandlung für Angstzustände, Furcht, Ärger, Schlafstörungen, körperliche Reaktionen usw. auf.

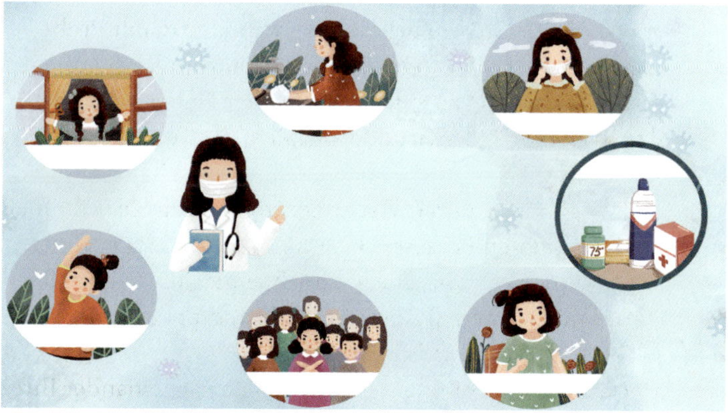

V. Vorsichtsmassnahmen an öffentlichen Orten

Grundsätzlich ist es bei den Vorsichtsmaßnahmen wichtig, zwischen allgemeinen Empfehlungen zur Prävention und den gezielten Maßnahmen zu unterscheiden, die bei vermehrten Fällen von COVID-19 durchgeführt werden müssen (wie in den betroffenen deutschen Gemeinden mit vermehrtem Auftreten von COVID-19). Daher sind die folgenden Inhalte zunächst als allgemeine Empfehlungen zu verstehen, die zum großen Teil auch den allgemeinen Hygiene- und Präventionsempfehlungen ent-

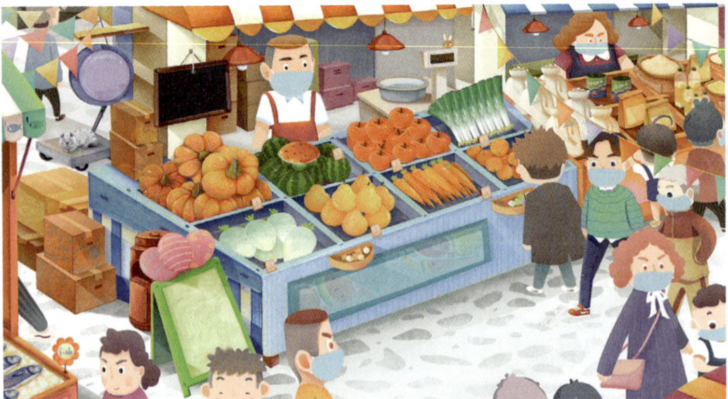

sprechen. Zum anderen gibt es in Zusammenhang mit der COVID-19-Epidemie jedoch auch Situationen, in denen gemäß den Anordnungen der Gesundheitsbehörden bestimmte Maßnahmen erfolgen müssen. Diese können sich jedoch je nach Einschätzung der Risikolage ändern. Die folgenden Punkte sind daher allgemein gefasst, in bestimmten Situationen nur begrenzt gültig sowie nicht vollständig in Bezug auf alle möglichen Situationen.

74. Wie kann die Infektion auf Bauernmärkten verhindert werden?

1. Vermeiden Sie den Kontakt mit Vieh oder Wildtieren ohne Schutzmaßnahmen.
2. Vermeiden Sie möglichst große Menschenmengen.
3. Husten oder niesen Sie in Papiertaschentücher, den Ärmel oder die Ellenbeuge, und bedecken Sie dabei Nase und Mund vollständig. Verschließen Sie gebrauchte Papiertaschentücher in einem Plastikbeutel und entsorgen Sie sie sofort in einem geschlossenen Behälter, um die Verbreitung des Virus über diesen Weg zu verhindern. Waschen Sie sich nach dem Husten oder Niesen die Hände mit Seife und Wasser oder einem (alkoholhaltigen) Handdesinfektionsmittel.
4. Waschen Sie sich sofort nach der Rückkehr nach Hause die Hände. Treten bei Ihnen Fieber und andere Symptome von Atemwegsinfektionen, insbesondere anhaltendes Fieber, auf, dann nehmen Sie telefonisch Kontakt mit Ihrem Hausarzt auf.

75. Wie kann die Infektion in Kinos und Theatern verhindert werden?

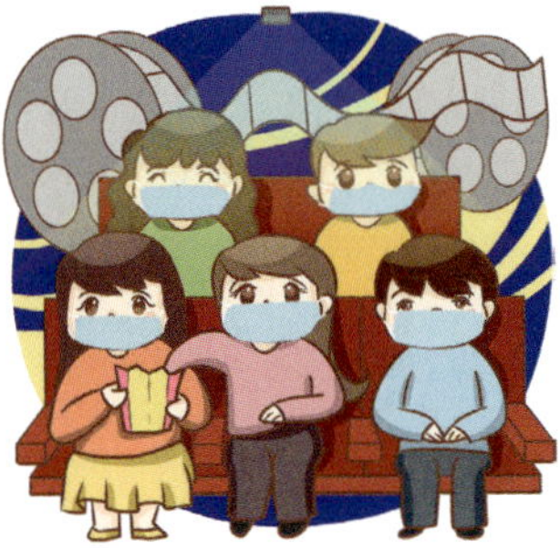

Versuchen Sie, während eines Epidemieausbruchs Besuche von öffentlichen Plätzen zu vermeiden, insbesondere Orte mit großen Menschenmengen und schlechter Belüftung wie Kinos. Halten Sie möglichst Abstand von anderen Menschen, vermeiden Sie Händeschütteln oder anderen engen Kontakt, wenn Besuche in öffentlichen Räumen unumgänglich sind. Husten oder niesen Sie in Taschentücher, die Nase und Mund vollständig bedecken. Verschließen Sie gebrauchte Taschentücher in einem Plastikbeutel und entsorgen Sie sie dann sofort in einem geschlossenen Behälter, um die Verbreitung des Virus auf diesem Weg zu verhindern. Betreiber öffentlicher Räume sollten ein hygienisches Raumklima aufrechterhalten und für eine regelmäßige tägliche Belüftung und Reinigung sorgen.

76. Wie kann die Infektion bei der Benutzung öffentlicher Verkehrsmittel verhindert werden?

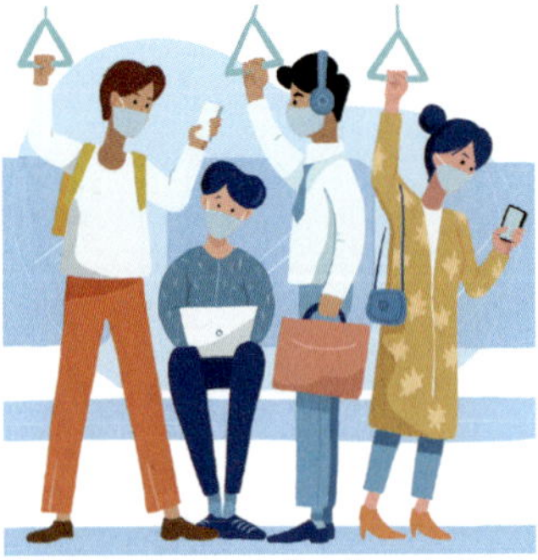

Vermeiden Sie es möglichst, öffentliche Verkehrsmittel wie Busse, U-Bahnen, Fähren oder Flugzeuge zu benutzen, oder fahren Sie, falls möglich, nicht in den Stoßzeiten. Verschließen Sie gebrauchte Taschentücher in einem Plastikbeutel und entsorgen Sie sie dann sofort in einem geschlossenen Behälter, um eine Verbreitung des Virus auf diesem Weg zu verhindern.

77. Wie kann die Infektion am Arbeitsplatz verhindert werden?

Sorgen Sie dafür, dass Ihr Arbeitsplatz stets gut durchlüftet ist. Husten oder niesen Sie in ein Taschentuch oder in Ihre Ellenbeuge, wobei Sie Nase und Mund vollständig bedecken. Verschließen Sie gebrauchte Taschentücher in einem Plastikbeutel und entsorgen Sie sie dann sofort in einem geschlossenen Behälter, um eine Verbreitung des Virus auf diesem Weg zu verhindern. Waschen Sie sich häufig die Hände, um die persönliche Hygiene aufrechtzuerhalten. Insbesondere dann, wenn in Ihrer Umgebung/Region vermehrt COVID-19-Fälle aufgetreten sind, ist es sinnvoll, alle Arten von Zusammenkünften und Meetings oder größeren Menschenansammlungen möglichst zu meiden.

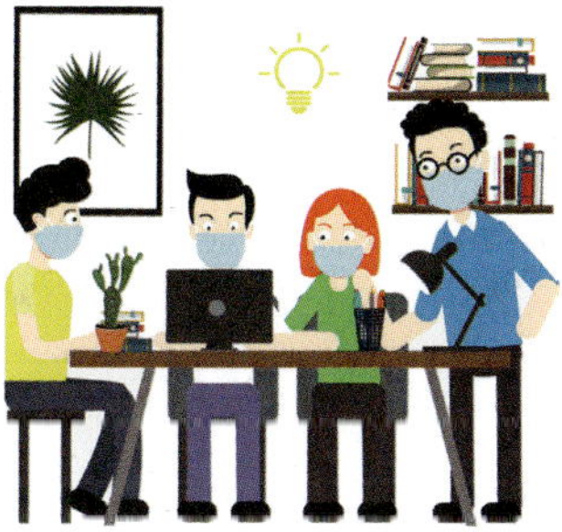

Neben der Schulung zu allgemeinen Hygienemaßnahmen sollten Mitarbeiter bereits Vorkehrungen treffen, im Fall der Fälle auch von zu Hause aus arbeiten zu können. Weitere Optionen von Arbeitgeberseite sind z. B., Belegschaften auf verschiedene Standorte zu verteilen, Meetings nur in kleineren Gruppen in möglichst großen Räumen abzuhalten oder, wenn möglich, eher Telefonkonferenzen zu organisieren.

Mitarbeiter mit verdächtigen Symptomen sollten zu Hause bleiben und umgehend ihren Hausarzt und Arbeitgeber verständigen. Sollte sich eine Infektion mit SARS-CoV-2 bestätigen, sollten die Büros umgehend geschlossen und alle Mitarbeiter ins Homeoffice geschickt werden. Personen, die mit einem potenziell infizierten Mitarbeiter Umgang hatten, sollten ihren Hausarzt verständigen.

Mitarbeiter, die aus dem Urlaub aus Risikogebieten zurückkommen, sollten zunächst 14 Tage von zu Hause aus arbeiten und erst wieder am Arbeitsplatz erscheinen, wenn sie zweifelsfrei gesund sind.

78. Wie kann die Infektion im Aufzug verhindert werden?

Während des SARS-Ausbruchs im Jahr 2003 wurden mehrere Fälle gemeldet, in denen Menschen sich bei Fahrten im Aufzug mit der Krankheit infiziert hatten. Ein Aufzug birgt aufgrund seines engen Raums ein hohes Übertragungsrisiko. Um die Ausbreitung von SARS-CoV-2 zu verringern, sind folgende Maßnahmen hilfreich:

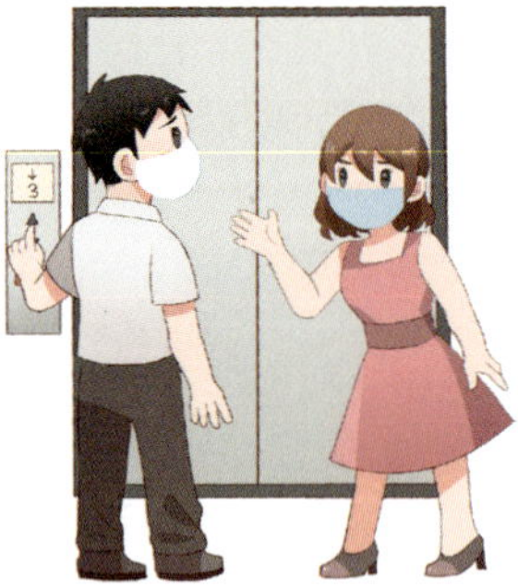

1. Aufzüge sollten jeden Tag gründlich und mehrmals gereinigt bzw. desinfiziert werden.
2. Minimieren Sie das Risiko, sich durch Niesen anzustecken, indem Sie Aufzüge möglichst allein benutzen.
3. Wenn jemand im Aufzug niest oder hustet, bedecken Sie Ihren Mund und die Nase mit Ihrer Hand oder einem

Ärmel. Es ist ratsam, sich anschließend die Hände gründlich zu waschen und ggf. sogar die Kleidung zu wechseln.

79. Wie kann die Infektion verhindert werden, wenn Sie auf einem sogenannten Frischmarkt arbeiten?

Hier sind die allgemein üblichen Hygienemaßnahmen ggf. noch gewissenhafter als sonst zu berücksichtigen. SARS-CoV-2 wurde in China als Erstes auf einem Markt, möglicherweise von einem Tier, auf den Menschen übertragen. Daher gelten diese Regeln insbesondere für Länder im asiatischen Raum, aber grundsätzlich, auch wegen der Gefahr durch andere Keime, natürlich auch in Europa.

1. Waschen Sie sich nach der Berührung von Tieren und Tierprodukten die Hände mit Seife und sauberem Wasser.
2. Desinfizieren Sie Ausrüstung und Arbeitsbereich mindestens einmal täglich.
3. Tragen Sie beim Umgang mit Tieren und frischen Tierprodukten Schutzanzüge, Handschuhe und Masken.
4. Legen Sie nach der Arbeit die Schutzkleidung ab, reinigen Sie sie täglich und lassen Sie sie im Arbeitsbereich.

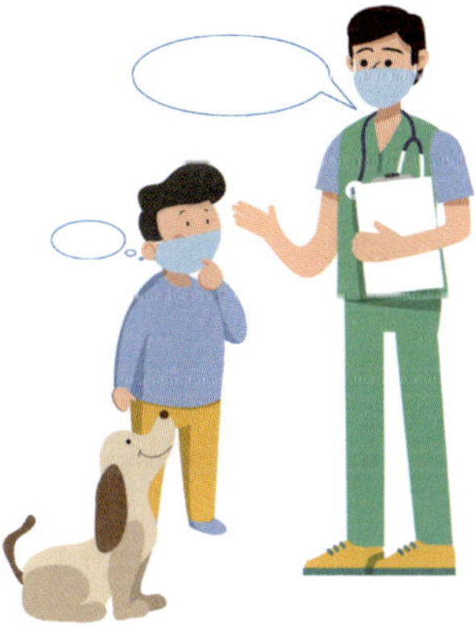

5. Halten Sie Ihre Familienmitglieder von ungewaschener Arbeitskleidung, -schuhen usw. fern.

80. Wie kann die Infektion mit SARS-CoV-2 im Krankenhaus verhindert werden?

1. Tragen Sie bei Krankenhausbesuchen ggf. eine Atemschutzmaske, insbesondere bei Besuchen auf Stationen, auf denen Patienten mit Atemwegsbeschwerden behandelt werden.
2. Vermeiden Sie engen Kontakt mit Personen, die Symptome von Atemwegserkrankungen (wie Fieber, Husten und Niesen) haben.
3. Sorgen Sie für eine angemessene persönliche Hygiene; bedecken Sie Nase und Mund beim Husten oder Niesen mit Taschentüchern.

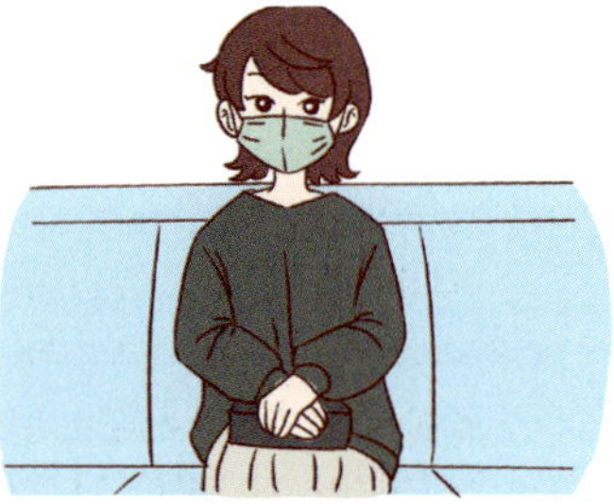

4. Waschen Sie Ihre Hände mit Seife oder alkoholhaltigen Handdesinfektionsmitteln vor Betreten und nach Verlassen der Klinik bzw. des Patientenzimmers. Vermeiden Sie es, Augen, Nase oder Mund zu berühren, ohne sich die Hände gewaschen zu haben.
5. Verschließen Sie gebrauchte Taschentücher in einem Plastikbeutel, und entsorgen Sie sie dann sofort in einem geschlossenen Behälter mit der Aufschrift „Restmüll“ oder „medizinischer Abfall“.

81. Wie kann eine Infektion mit SARS-CoV-2 an Hochschulen und Universitäten verhindert werden?

1. Vermeiden Sie Versammlungen.

2. Schaffen Sie Bewusstsein. Die entsprechenden Abteilungen zur Sicherheitsverwaltung sollten Mitarbeiter, Dozenten und Studenten in angemessener Prävention und persönlichem Schutz schulen.
3. Sorgen Sie für eine rasche Quarantäne und Benachrichtigung des Personals, des Lehrkörpers und der Studenten, falls bei einer Person Symptome von Fieber, Husten oder anderen Atemwegsinfektionen auftreten. Infizierte Patienten sollten in Absprache mit einem Arzt und unter ärztlicher Betreuung zu Hause isoliert werden.
4. Bitten Sie die Studenten anzugeben, wenn Sie aus Risikogebieten eingereist sind. Wer z. B. nach der Ferienzeit aus Regionen, Gemeinden oder Familien mit bestätigten Fällen zurückgekehrt ist, sollte Kontakt mit der Leitung aufnehmen, um zu erfahren, ob ggf. Quarantänemaßnahmen erfolgen sollen.

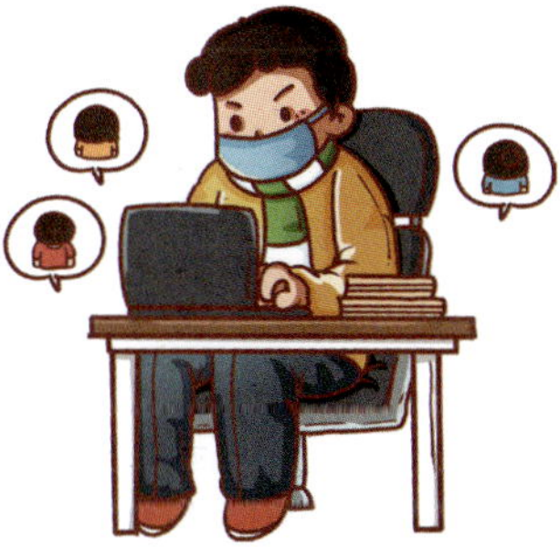

5. Sorgen Sie für eine angemessene Versorgung mit Einwegmasken, Desinfektionsmitteln, Einweghandschuhen und Handdesinfektionsmitteln.
6. Die Universitäten sollten ggf. die regelmäßige Reinigung, Belüftung und Desinfektion von Seminarräumen, Kantinen, Bibliotheken und anderen öffentlichen Einrichtungen anleiten und überwachen.

82. Wie kann die Infektion mit SARS-CoV-2 in Kindergärten, Grundschulen und weiterführenden Schulen verhindert werden?

1. Von den zuständigen Behörden werden Notfallpläne und Systeme zur Berichterstattung über Prävention und Kontrolle von SARS-CoV-2 festgelegt und die Verantwortlichkeiten den entsprechenden Abteilungen und Einzelpersonen zugewiesen.
2. Das medizinische Personal vor Ort und die Abteilung zur Sicherheitsverwaltung sollten das Personal und die Lehrkräfte in der Prävention und Kontrolle von Infektionen schulen, damit sie mehr Informationen über das Virus bekommen.
3. Falls ein Kind auffällige Symptome wie Fieber und Husten zeigt, ist es ratsam, die Eltern und/oder den behandelnden Arzt zu kontaktieren.

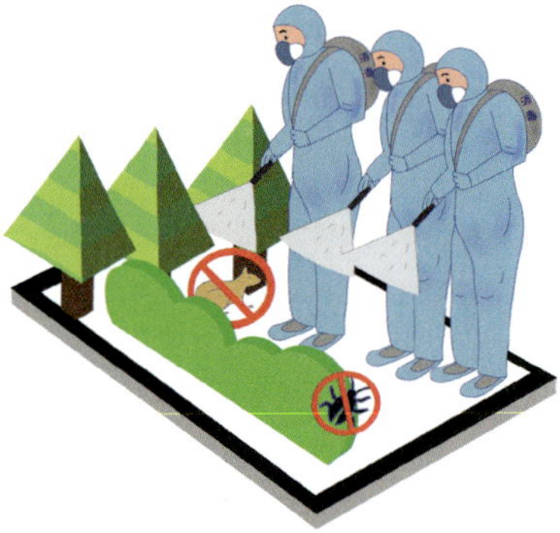

4. Die Räumlichkeiten sollten trocken und sauber gehalten werden, die Räume ausreichend gelüftet und die Flächen in Räumen täglich desinfiziert werden. Waschbecken sollten mit Handdesinfektionsmitteln oder Seife ausgestattet werden.
5. Reduzieren Sie Gruppenaktivitäten. In den Klassenzimmern sollten die Schüler getrennt und mit ausreichendem Abstand voneinander sitzen. Falls möglich, können die

Essenszeiten in den Kantinen verlängert werden, damit jeweils kleinere Gruppen gleichzeitig essen können.

6. In Deutschland wurden im Verlauf der COVID-19-Pandemie bereits einzelne Kindergärten (und Schulen) vorübergehend geschlossen, weil es Krankheitsfälle gab und eine weitere Verbreitung verhindert werden sollte. Die Kinder sollten in dieser Zeit zu Hause bleiben und möglichst wenig Kontakt zu anderen Personen haben; alle Betroffenen sollten auf SARS-CoV-2 getestet werden. Erst wenn geklärt ist, dass keine Infektion besteht, darf die Isolation wieder aufgehoben werden.

83. Wie können Schüler und Studenten eine Ansteckung mit SARS-CoV-2 an den Lehrstätten vermeiden?

1. Klassenzimmer und Seminarräume: Klassenzimmer und Seminarräume sind in der Regel überfüllter als andere Lernstätten. Halten Sie das Klassenzimmer daher sauber, und desinfizieren Sie es täglich. Lüften Sie das Klassenzimmer 3-mal täglich jeweils 20–30 Minuten. Die Personen im Raum sollten sich beim Lüften warm halten. Halten Sie möglichst einen angemessenen Abstand ein. Waschen Sie sich häufig die Hände und husten/niesen Sie in ein Tuch bzw. in Ihren Ärmel.
2. Bibliotheken: Die Bibliothek ist ein wichtiger öffentlicher Lernort für Lehrer und Schüler bzw. Studenten. Die Bibliothek sollte täglich belüftet, trocken und sauber gehalten und regelmäßig gereinigt werden. Lehrer und Schüler sollten sich nach dem Ausleihen von Büchern die Hände waschen und desinfizieren.

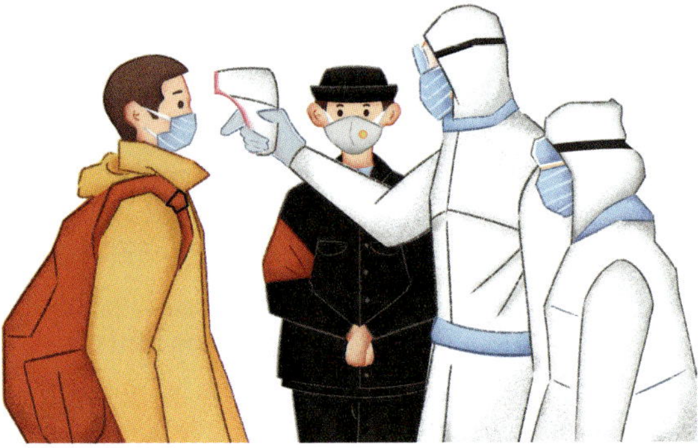

3. Laboratorien für den naturwissenschaftlichen Unterricht: Einweglatexhandschuhe und -masken sollten getragen werden. Nach Abschluss der Experimente sollten die Verbrauchsmaterialien im Labor ordnungsgemäß entsorgt und die Geräte und Utensilien umgehend sterilisiert werden. Außerdem sollten die 7 Schritte des Händewaschens (siehe Frage 54) befolgt werden.

84. Wie können Studierende und Internatsschüler eine Infektion mit SARS-CoV-2 in ihren Wohnräumen vermeiden?

1. Kantinen/Mensen: Gewährleistung der Lebensmittelsicherheit und -hygiene und Verstärkung der Kontrolle von Fleischprodukten. Es ist möglicherweise ratsam, keine großen Esstische zu verwenden, die Schüler/Studenten und Lehrenden in kleineren Gruppen zusammenzufassen und einen angemessenen Abstand zwischen den Menschen in der Schlange einzuhalten, um zu vermeiden, dass sie sich zu nahe kommen.
2. Sporthallen: Je nach der lokalen Infektionslage kann möglicherweise von der Ausübung von Hochleistungssportarten

oder Kontaktsportarten abgeraten werden, da Erstere das Immunsystem schwächen und Letztere das Virus potenziell verbreiten können.

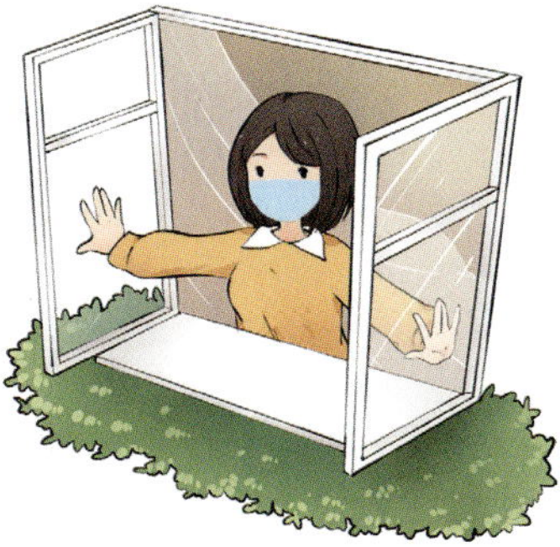

3. Wohnheime/Schlafräume: Gruppenschlafräume sollten gut belüftet und sauber sein und möglichst regelmäßig gereinigt/desinfiziert werden. Die Schüler/Studierenden sollten sich nach dem Betreten des Wohnheims von draußen die Hände waschen, die Kleidung wechseln und diese waschen und sich regelmäßig duschen.

85. Wie kann eine Infektion mit SARS-CoV-2 in Altenheimen und ähnlichen Pflegeeinrichtungen vermieden werden?

1. In Pflegeeinrichtungen für ältere Menschen wird ggf. empfohlen, die Aktivitäten der Bewohner, Besuche von Angehörigen und Freunden sowie die Aufnahme neuer Bewohner einzuschränken.
2. Stellen Sie fest, wohin die Bewohner gereist sind, und stellen Sie Personen, die mit COVID-19-Patienten in engen Kontakt gekommen sind, unter Quarantäne.

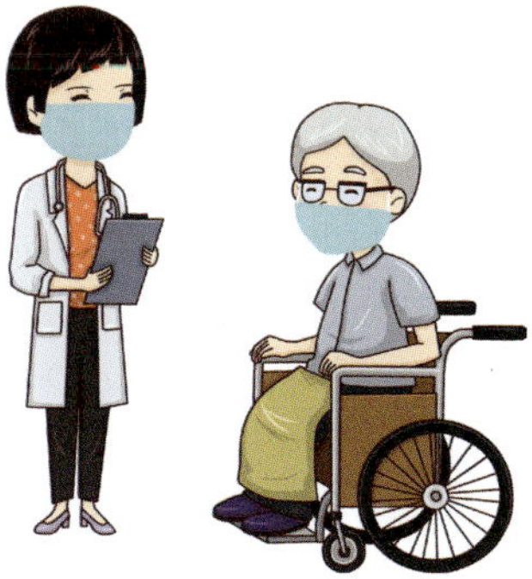

3. Das leitende Personal sollte wissen, wie COVID-19 zu verhindern und zu kontrollieren ist. Darüber hinaus sollten 24-Stunden-Schichten aufgestellt werden, um Notfälle zu behandeln.
4. Eine angemessene Versorgung mit persönlicher Schutzausrüstung wie Gesichtsmasken und Handdesinfektionsmitteln und deren Verteilung an die Bewohner sollte sichergestellt werden.
5. Verstärken Sie die Hygienemaßnahmen einschließlich einer gründlichen Reinigung der Umgebung, einer raschen Abfallentsorgung und einer täglichen Belüftung und Desinfektion der Räumlichkeiten. Wichtig sind hier Desinfektionsmittel mit mindestens der Bezeichnung „begrenzt viruzid".
6. Überprüfen Sie die Körpertemperatur und mögliche Symptome der Bewohner im Pflegebereich im Zusammenhang mit COVID-19 täglich. Sorgen Sie für eine rasche Quarantäne potenziell infizierter Personen und benachrichtigen Sie umgehend die zuständigen Gesundheitsbehörden.
7. Es sollte eine Aufklärung über die Verhütung von Infektionen und die Förderung guter Hygiene- und Gesundheitsgewohnheiten stattfinden.

86. Wie können Infektionen mit SARS-CoV-2 in Kantinen verhindert werden?

1. Kantinen sollten dazu ermutigen, in Kleingruppen und nicht zu den üblichen Uhrzeiten der Hauptmahlzeiten zu essen, um zu verhindern, dass zu viele Menschen auf einmal zusammen essen.

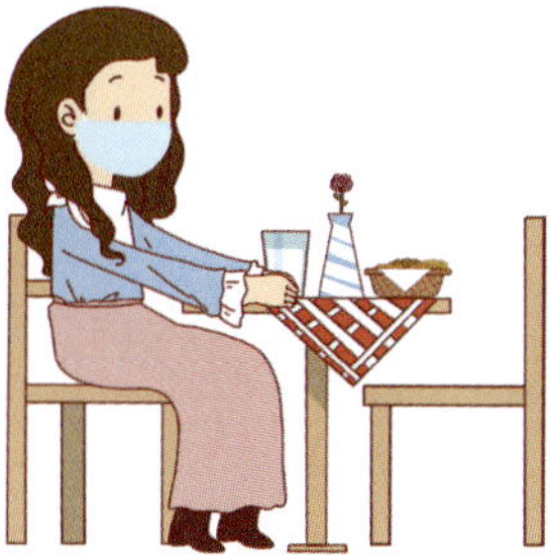

Während der Mahlzeiten sollten persönlicher Kontakt und Gespräche vermieden werden, und die Essenszeiten sollten verkürzt werden. Eine Möglichkeit wäre auch, dass Mahlzeiten mitgenommen und eigenes Besteck verwendet wird, um alleine zu essen; vor dem Essen sollten die Hände gewaschen werden.

2. Die Kantinen sollten den persönlichen Schutz ihrer Mitarbeiter verstärken. Zusätzlich zu der üblichen Schutzausrüstung wie Kittel und Kopfbedeckungen sollten alle Köche in der Küche und die Kellner im Speisesaal Einweghandschuhe verwenden, die regelmäßig ersetzt werden müssen.

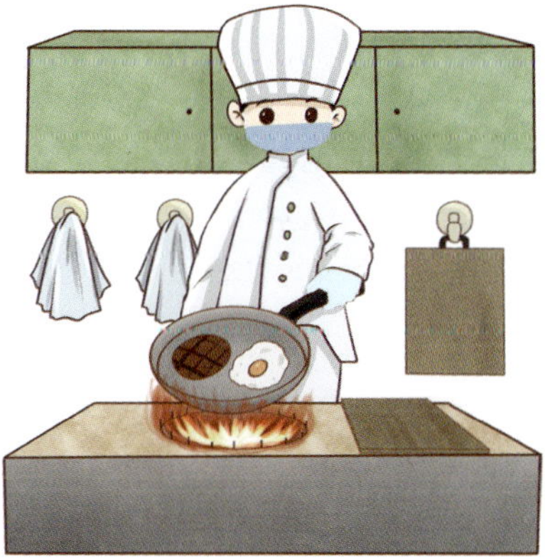

3. Mitarbeiter mit Durchfall, Handverletzungen oder anderen Krankheiten, die die Lebensmittelsicherheit beeinträchtigen können, sollten nicht in der Kantine arbeiten.

VI. Grundlagen der ansteckenden Krankheiten

87. Was sind melde- und quarantänepflichtige Infektionskrankheiten?

Der Begriff „meldepflichtige ansteckende Krankheit“ bezieht sich auf ansteckende Krankheiten, die nach ihrer Entdeckung rechtzeitig den örtlichen Gesundheitsbehörden gemeldet werden müssen. Bei diesen Krankheiten spielt die Meldepflicht eine entscheidende Rolle, um der Behörde dabei zu helfen, die Ausbreitung der Krankheit in der Bevölkerung zu verhindern und zu kontrollieren.

Quarantänepflichtige Infektionskrankheiten sind hochansteckende Krankheiten mit einer hohen Todesrate, wie Pest, Cholera und Gelbfieber.

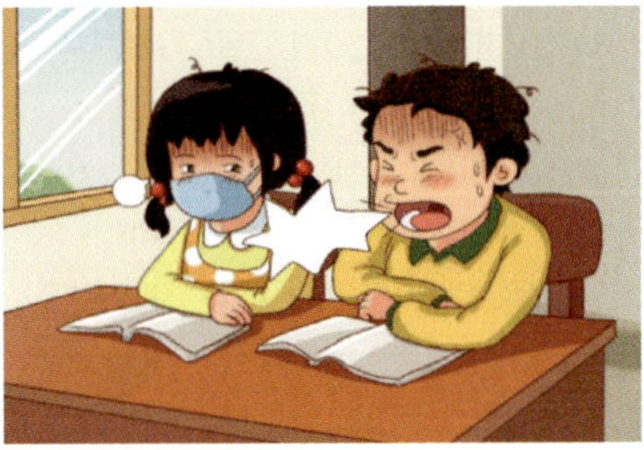

COVID-19 ist in Deutschland bei begründetem Verdacht sowie bestätigtem Fall meldepflichtig.

Die Gesundheitsbehörden haben ein Management für COVID-19 eingeführt, das die Erkrankung als quarantänepflichtig einschätzt. Dies geschieht auf dem aktuellen Verständnis des Ursprungs, der Epidemiologie und der klinischen Merkmale der Krankheit. Die internationalen Behörden verfahren bei jeder Epidemie nach genau definierten Notfallplänen, zu denen auch Reisebeschränkungen und Kontrollen an Flughäfen oder Bahnhöfen gehören können.

88. Warum wurde COVID-19 als ansteckende Krankheit der Klasse B eingestuft, während zeitgleich Kontrollmaßnahmen der Klasse A ergriffen wurden?

1. Die neuartige Coronavirus-Lungenentzündung ist nicht so schwerwiegend wie andere ansteckende Krankheiten der Klasse A (Pest und Cholera). Da es sich jedoch um eine neu entdeckte Krankheit mit einem relativ großen Risiko für die öffentliche Gesundheit handelt, sollten alle Bürger wachsam sein und sich gut schützen.

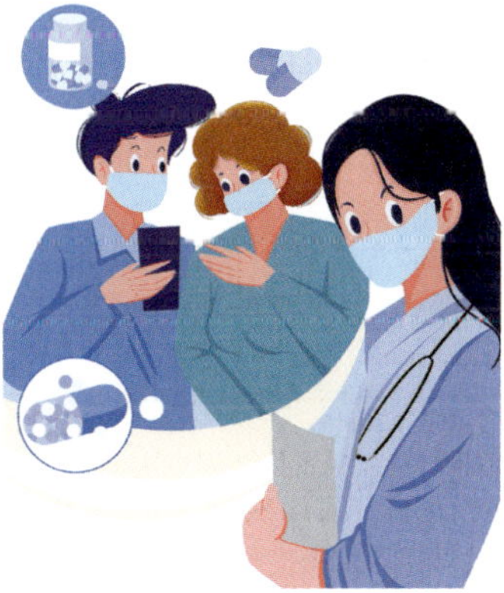

2. Die Durchführung von Kontrollmaßnahmen der Klasse A führt zu einer schnelleren Meldung und Bekanntmachung; dies erleichtert medizinischen Fachpersonen die Prävention und Kontrolle der Krankheit und ermöglicht der Bevölkerung, stets auf dem neuesten Wissensstand zu bleiben, um besser auf die Epidemie reagieren zu können.

89. Was sind „Superspreader"?

Ein Virus kann in einer infizierten Person mutieren (also Teile seines Erbguts verändern) oder sich an die Bedingungen des menschlichen Körpers so anpassen, dass diese Person andere leichter infizieren kann. Im Verlauf einer Virusepidemie gibt es häufig infizierte Personen, bei denen sich deutlich mehr andere Menschen anstecken, als dies durchschnittlich der Fall ist. Solche Personen werden Superspreader („Superverteiler") genannt.

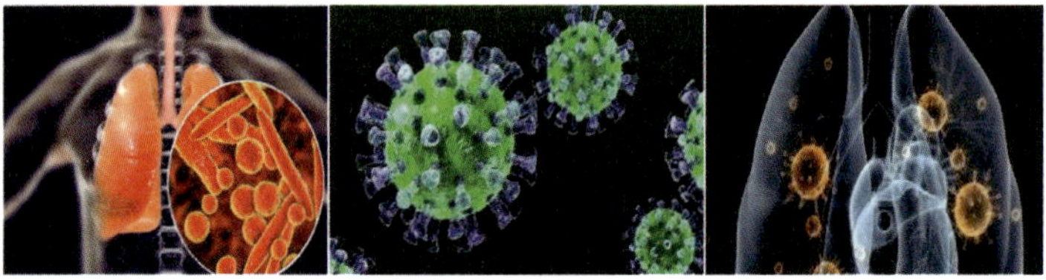

Die Ursache dafür kann darin liegen, dass diese Infizierten eine besonders hohe Anzahl von Viren ausscheiden. Ob es im Verlauf einer bestimmten Epidemie Superspreader gibt, lässt sich statistisch berechnen. Als Anhaltspunkt kann gelten: Steckt ein Patient mehr als acht oder zehn weitere Personen mit einem Erreger an, handelt es sich wahrscheinlich um einen Superspreader. Superspreader tragen erheblich dazu bei, dass sich ein Virus besonders schnell ausbreiten kann.

90. Was ist eine asymptomatische Infektion?

Hierbei handelt es sich um eine Infektion, bei der Menschen trotz der Infektion mit einem Erreger keine Symptome zeigen und bei denen auch ein körperlicher Untersuchungsbefund normal ausfallen könnte. Wenn sich die Krankheitserreger im Körper des Patienten während der Inkubationszeit vermehren, gibt es bei manchen Betroffenen keine Symptome oder auffälligen Hinweise. Ohne Labortests kann bei einer solchen Person keine Diagnose gestellt werden. Personen mit asymptomatischen Infektionen, einschließlich einer Infektion mit SARS-CoV-2, können das Virus aber wahrscheinlich trotzdem weiterverbreiten, also ansteckend sein.

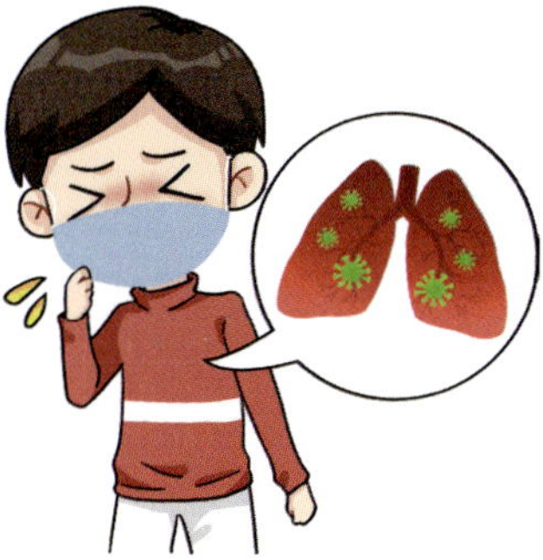

91. Was ist eine Quarantäne zur medizinischen Beobachtung?

Nach den Empfehlungen zur Prävention und Behandlung von Infektionskrankheiten sollten Personen, die in engen Kontakt mit bekanntermaßen oder vermutlich mit dem Virus infizierten Patienten gekommen sind, an den dafür vorgesehenen Stellen einer medizinischen Beobachtung oder anderen präventiven Maßnahmen unterzogen werden. Diese Empfehlungen gelten auch in Bezug auf COVID-19.

Zu den wichtigsten Managementmaßnahmen für Personen mit engem Kontakt gehören die folgenden (diese werden im Einzelfall genau mit den Betroffenen besprochen und können unterschiedlich umgesetzt werden):

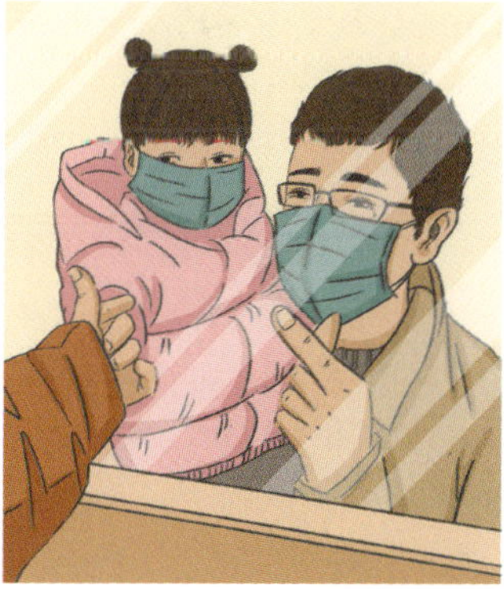

1. Sie sollten für mindestens 14 Tage zur medizinischen Beobachtung angemeldet werden.

2. Sie sollten Aktivitäten im Freien vermeiden.
3. Sie sollten täglich ärztlich überwacht werden, um die Körpertemperatur und alle Symptome im Zusammenhang mit COVID-19 zu beurteilen und aufzuzeichnen.

92. Wie sollten kritisch kranke Patienten mit Infektionen transportiert werden?

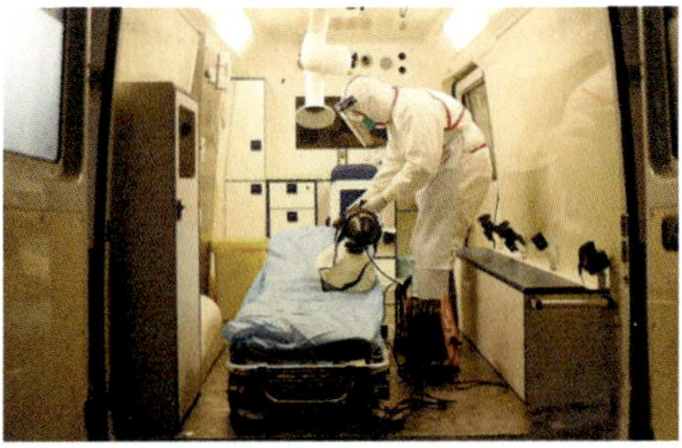

Bei kritisch kranken Patienten, die als SARS-CoV-2-positiv bestätigt wurden, sollte der örtliche Notdienst oder ein Krankenwagen gerufen werden. Die Begleitperson des Patienten sollte zum persönlichen Schutz eine Atemschutzmaske und einen Schutzanzug tragen. Für den Transport im Krankenwagen gelten besondere Schutzmaßnahmen, über die die Rettungssanitäter Sie informieren können.

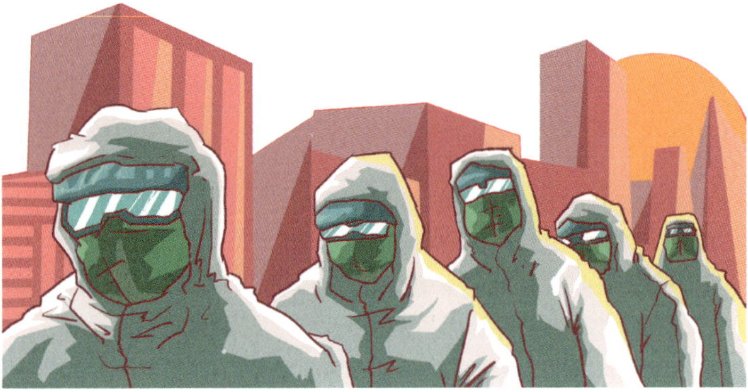

Selbstbewertungsbogen

Selbstbewertungsbogen für die medizinische Beobachtung zu Hause

Tag	Beurteilungskriterien					
	Körper-temp. (°C)	Muskeln	Husten	Durch-fall	Schmer-zen im Brustkorb	Atmung
1						
2						
3						
4						
5						
6						
7						
8						
9						
10						
11						
12						
13						
14						
Zusammenfassende Bewertung:						

Hinweise:

Für die Körpertemperatur notieren Sie bitte die tatsächlich gemessene Temperatur. Für andere Symptome bewerten Sie bitte auf einer Skala von 1 bis 5 wie folgt:

1 = extrem unangenehm/schwerwiegend

2 = sehr unangenehm/ schwerwiegend

3 = mäßig unangenehm/ schwerwiegend

4 = ziemlich gut/leicht

5 = normal/sehr leicht

Bitte konsultieren Sie Ihren Arzt, wenn Ihre Körpertemperatur an einem bestimmten Tag höher als normal ist (die normale Achselhöhlentemperatur liegt bei 36–37 °C) oder andere Beurteilungskriterien mit 1 oder 2 bewertet werden.

Nachbemerkung

Im Jahr 2003 brach in China die SARS-Epidemie aus, die in der Provinz Guangdong begann und schließlich die Menschen überall auf der Welt in Angst und Schrecken versetzte. Studien haben bestätigt, dass das Coronavirus, das SARS (SARS CoV) verursacht, von Fledermäusen stammte und über Schleichkatzen auf den Menschen übertragen wurde. Während sich die neuartige Coronavirus-Lungenentzündung ausbreitet, werden Studien durchgeführt, die darauf hindeuten, dass das Erbgut des Erregers (SARS-CoV-2) eine mehr als 85%ige Homologie mit einem bei Fledermäusen gefundenen Coronavirus aufweist. Obwohl noch nicht bekannt ist, welches Wildtier das neue Virus überträgt, reichen die bisherigen Erkenntnisse aus, um anzunehmen, dass es sich um eine von Wildtieren auf den Menschen übertragene Epidemie handelt. Tatsächlich sind jedoch nicht die Wildtiere die „Schuldigen“ an der Erkrankung, sondern der Mensch. Die mutwillige Zerstörung der natürlichen Lebensräume durch den Menschen, die Jagd auf Wildtiere, mangelnde Hygiene und schlechte Ernährungsgewohnheiten haben immer wieder zu solchen Tragödien geführt.

Der Fortschritt und die Entwicklung der menschlichen Gesellschaft sollten nicht durch ansteckende Krankheiten bedroht werden. Daher sollten wir die Natur respektieren, die Erkenntnisse der Wissenschaft schätzen und eine gesunde Lebensweise anstreben.

Das Herausgebergremium

Fachgutachter

Xu Yongjian (Tongji Hospital of Tongji Medical College, Huazhong University of Science & Technology)

Herausgeber

Zhou Wang (Wuhan Center for Disease Control & Prevention)

Co-Herausgeber

Qiang Wang (School of Medicine, Wuhan University of Science and Technology)
Hu Ke (Renmin Hospital of Wuhan University)
Zhang Zaiqi (Hunan University of Medicine)
Wang Mengmei (People's Hospital of Wuhan University)
Xiang Xiaochen (School of Medicine, Wuhan University of Science and Technology)
Zhang Yongxi (Zhongnan Hospital of Wuhan University)
Chen Weimin (Zhongnan Hospital of Wuhan University)
Chen Siyang (School of Medicine, Wuhan University of Science and Technology)
Jin Xiaomao (Wuhan Center for Disease Control & Prevention)
Zhao Yang (Renmin Hospital of Wuhan University)
Hu Xiafen (School of Medicine, Wuhan University of Science and Technology)
Guo Kaiwen (School of Medicine, Wuhan University of Science and Technology)
Zhan Na (Renmin Hospital of Wuhan University)

Der Herausgeber

Zhou Wang

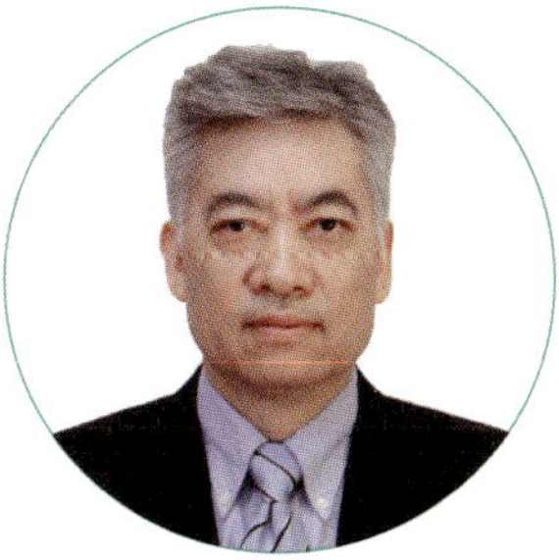

Dr. med., Chefarzt (Ebene 2) des Wuhan Center for Disease Control and Prevention; Senior Visiting Scholar, University of Pennsylvania, 2005 bis 2006.

Gefördert durch das „213 Talent Project“ der städtischen Volksregierung von Wuhan im Jahr 2003; gefördert durch das „Huanghe Talent Program“ des Kommunalausschusses der Kommunistischen Partei Chinas in Wuhan im Jahr 2015; Professor an der Huazhong University of Science and Technology und der Wuhan University; Direktor der Chinese Association for STD and AIDS Prevention and Control; Geschäftsführer der Hubei Preventive Medicine Association; stellvertretender Vorsitzender und Generalsekretär der Zweigstelle Wuhan der Chinese Preventive Medicine Association; Leiter der Wuhan Association for STD/AIDS Prevention and Treatment und Mitglied des Redaktionsausschusses des *Chinese Journal of Preventive Medicine* und des *Chinese Journal of Viral Diseases*.

Umfangreiche Erfahrung in Epidemiologie und Kontrolle von Infektionskrankheiten; Studienleiter bei Forschungsprojekten, die von den Einrichtungen des National Institute of Health (US), der Bill & Melinda Gates Foundation, der National Health Commission of China und der Hubei Health Commission finanziert werden; Träger von vier Wissenschafts- und Technologie-Fortschrittspreisen der Provinz Hubei bzw. der Stadt Wuhan; leitender Korrespondenzautor von mehr als 50 wissenschaftlichen Zeitschriftenartikeln (über 20 davon in SCI/SSCI-Zeitschriften).

Co-Herausgeber

Wang Qiang

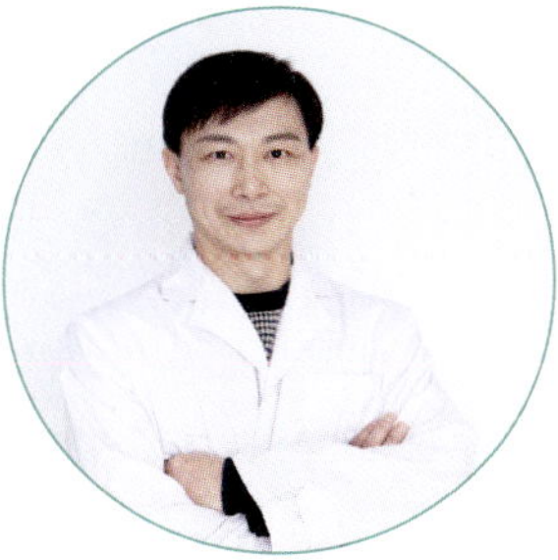

Dr. med., Professor an der School of Medicine der Wuhan University of Science and Technology; Visiting Scholar am MD Anderson Cancer Center der University of Texas (2015/16); ständiges Ausschussmitglied und Generalsekretär des Committee of Cancer and Microecology der China Anti-Cancer Association; stellvertretender Vorsitzender der Blood Section des Rehabilitation Branch der Chinese Anti-Cancer Association; ständiges Ausschussmitglied des Immunology Branch der China Association of Chinese Medicine; stellvertretender Direktor des Youth Committee der China Association of Chinese Medicine; stellvertretender Direktor des Tenth Council der Hubei Society for Immunology sowie Mitglied des Sixth Committee des Microbiology and Immunology Branch der Hubei Medical Association.

Umfangreiche Erfahrung auf den Gebieten Immunologie von Infektionskrankheiten, Tumormikroumgebung und präventive Interventionen gegen AIDS unter Hochschulstudenten in China. Studienleiter in Forschungsprojekten, die vom chinesischen Bildungsministerium und den Abteilungen für Wissenschaft und Technologie sowie der Abteilung für Bildung in der Provinz Hubei finanziert werden; Träger eines Wissenschafts- und Technologie-Fortschrittspreises der Provinz Hubei; Hauptautor/korrespondierender Autor von mehr als 20 akademischen Zeitschriftenartikeln (10 in SCI/SSCI-Zeitschriften); Herausgeber dreier Lehrbücher.

Hu Ke

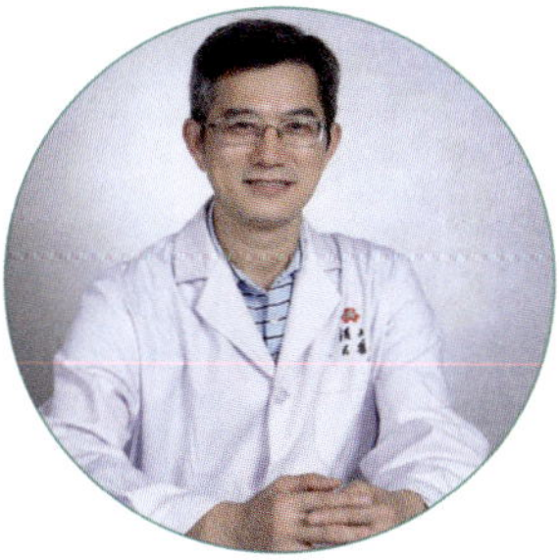

Professor und Direktor des Second Department of Respiratory and Critical Care Medicine des Renmin Hospital of Wuhan University (Hubei Renmin Hospital);
Chefarzt und Dozent.
Studienleiter von vier Projekten, die von der National Natural Science Foundation of China finanziert wurden, und einem Unterprojekt des National Key Research and Development Project „Research on diagnosis and treatment of COPD complications and comorbidities“; Hauptautor oder korrespondierender Autor von über 100 wissenschaftlichen Zeitschriftenartikeln.
Hat seit dem SARS-Ausbruch im Jahr 2003 an der klinischen Behandlung vieler Notfälle im Bereich der öffentlichen Gesundheit in der Provinz Hubei partizipiert.

Zhang Zaiqi

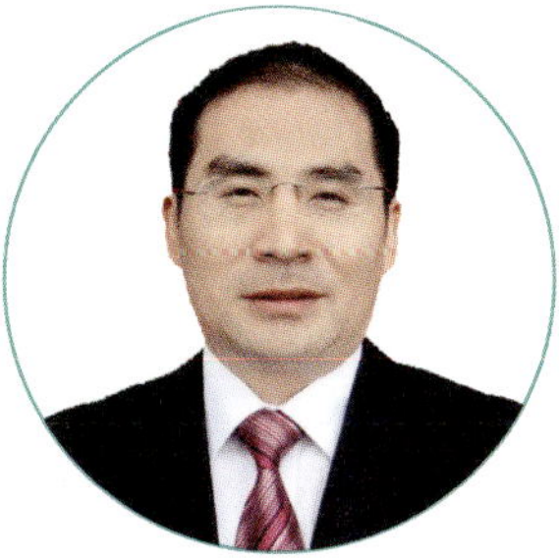

Doktor der Inneren Medizin, Postdoktorand der Notfallmedizin, MBA, Chefarzt, Professor, Mitglied des CPC-Ausschusses und Vizepräsident der Hunan University of Medicine. Stellvertretender Direktor des Committee of Health Emergency der Chinese Research Hospital Association; stellvertretender Direktor des Committee of Emergency Resuscitation der Chinese Medical Doctor Association; stellvertretender Direktor und stellvertretender Leiter des Committee of Disaster Medicine und des Committee of Chemical Injury Treatment der Chinese Association of Integrative Medicine; stellvertretender Direktor und stellvertretender Vorsitzender des Committee of Modernization of Medicine and Clinical Translation der China National Medical Association sowie Leiter des Committee of Disaster Medicine der Hunan Association of Chinese and Integrative Medicine; Hauptforscher bei über 32 nationalen und lokalen Forschungsprojekten; Autor von 82 wissenschaftlichen Zeitschriftenartikeln in chinesischer und englischer Sprache; Träger von 12 Forschungspreisen auf provinzieller und lokaler Ebene; Herausgeber von *Diagnosis and*

Treatment in Clinical Emergency, Clinical Treatment of Critical Conditions, Disaster and First Aid, Formulary of Practical Therapy (u. a.).

Bibliografische Information der Deutschen Nationalbibliothek
Die Deutsche Nationalbibliothek verzeichnet diese Publikation in der Deutschen Nationalbibliografie.
Detaillierte bibliografische Daten sind im Internet über http://d-nb.de abrufbar.

Für Fragen und Anregungen
info@rivaverlag.de

Wichtiger Hinweis
Dieses Buch ist für Lernzwecke gedacht. Es stellt keinen Ersatz für eine individuelle medizinische Beratung dar und sollte auch nicht als solcher benutzt werden. Wenn Sie medizinischen Rat einholen wollen, konsultieren Sie bitte einen qualifizierten Arzt. Der Verlag und die Autoren haften für keine nachteiligen Auswirkungen, die in einem direkten oder indirekten Zusammenhang mit den Informationen stehen, die in diesem Buch enthalten sind.

2. Auflage 2020

Nymphenburger Straße 86
D-80636 München
Tel.: 089 651285-0
Fax: 089 652096

Die chinesische Originalausgabe erschien 2020 bei Hubei Science and Technology Press unter dem Titel *HANDBOOK OF COVID-19 PREVENTION AND CONTROL* by Zhou Wang, Xu Yongjian, Zhong Nanshan © 2020 by Hubei Science and Technology Press.

Chief Editor: Zhou Wang
Reviewed by Xu Yongjian
Foreword by Zhong Nanshan

Übersetzung: Sarah Henter
Redaktion: Dr. med. Susanne Meinrenken
Umschlaggestaltung: Karina Braun
Umschlagabbildung: shutterstock.com/Koldunov, creativeneko, ghrzuzudu, Ipoc Studio
Satz: abavo GmbH, Buchloe
Druck: Florjancic Tisk d.o.o., Slowenien
Printed in the EU

ISBN Print 978-3-7423-1536-6
ISBN E-Book (PDF) 978-3-7453-1222-5
ISBN E-Book (EPUB, Mobi) 978-3-7453-1223-2